久野譜也
筑波大学大学院教授・医学博士

筋トレスイッチ

するかしないかが人生の分かれ道

草思社

はじめに

「やる」か「やらない」かで、幸せな人生を送れるかどうかが決まる

本書は、女性のみなさんに筋トレなどの運動をすすめる本です。

おっと、そこのあなた、ちょっと待った！

もしかして、「筋トレ」という文字を見ただけで本を閉じようとしてはいませんか？

ここで本を閉じて運動のきっかけを失ってしまったら、この先、健康や幸せの運をみすみす手放すことにもなりかねません。ずっと運動が苦手だった

はじめに

みなさんも、これまで筋トレに縁がなかったみなさんも、いま少しだけ私の話につき合ってください。

みなさんの中には「運動しようと思っても長く続かない」という人も多いのではないでしょうか。

いったいどうして続かないのか。そのいちばんの理由は「なぜ、これをやらなきゃいけないのか」を分かっていないからです。

たとえば、医者から「運動しなさい」と言われたとして、なぜその運動をするのかの意味も分からないまま、嫌々ながら体を動かしているのでは絶対に長続きしませんよね。

だから、筋トレなどの運動を行なう際には、まず「なぜ、これをやるのか」をはっきりさせておくことが大切なのです。すなわち、**「その運動が自分に**

とってどんな利益につながるのか」、**「その運動をすることでどんな素晴らしい結果が得られるのか」**といった点をちゃんと自分の中でクリアにしておくべきだということ。実際、それを「分かってやっている人」と「分からないままやっている人」とでは、モチベーションはもちろん、トレーニング効果にも非常に大きな差がつくことになります。

もっと簡単に言えば、運動をする際は、それをやることで得られる「利益」や「結果」がクリアに見えていて、「これは絶対にやらなきゃ！」「これはやっとかなきゃソンをする！」と、欲しいものを手に入れるときのようなアツい気持ちになることが必要なのです。

では、「筋トレなどの運動」に、世の女性たちをそんなアツい気持ちにさせる〝何か〟があるのでしょうか。

それが、じつはたくさんあるのです。

筋肉は、**「老化の流れに逆らうことのできる臓器」**です。

人体の臓器は、脳も、肌も、内臓も、歳をとれば機能が衰えてくるのが普通です。でも、筋肉だけは、どんなに歳をとってもトレーニングをすることで量を増したり機能を高めたりすることができます。つまり、筋トレをすることによって老化の流れに逆らい、体が衰えるスピードを抑えたり、体を若返らせたりしていくことが可能なのです。

たとえば、筋肉をつけると次のようなことが実現できるのをみなさんはご存じでしょうか。

「疲れやすい体を疲れにくい体に変えられる」

「駅の階段を上っただけで息切れするような状況を変えられる」

「たるみを防いで、ハリやしなやかさのある肌を維持できる」
「脂肪が燃えやすく、やせやすい体をつくれる」
「背中の丸まりを防いで、美しい姿勢をキープできる」
「段差でつまずいたり転んだりしない、丈夫な足腰をつくれる」
「高血糖を防いで、糖尿病の予防や解消に役立つ」
「認知症の予防にも効果がある」
「将来、寝たきりや要介護になるのを防げる」

まだまだありますが、この辺にしておきましょう。
筋肉をつけるとどんな利益が得られるのか、どんなに素晴らしい結果が手に入るのか、くわしくは、これから本書でじっくりと分かりやすく説明していきたいと思います。

とにかく、**筋トレが女性にもたらす恩恵は計り知れません。**

老後の体の衰えが心配な女性は、筋トレを行なうことでその不安を解消できるでしょうし、美容の衰えが気になる女性は、筋トレを行なうことでかなりの線まで回復させられるでしょう。女性のみなさんが老化の流れに逆らって維持していきたいことや取り戻していきたいことはたくさんあると思いますが、日々トレーニングを行なえばそうした願いの多くを叶えることができるわけです。

私はこれまで、数えきれないほど多くの中高年女性の方々のトレーニングをフォローしてきているのですが、どの方も表情明るくイキイキと取り組まれ、本当に汗をかくたびに輝きが増してきれいになっていく感じがあります。みなさん、筋トレを行なうことで自身の健康や美しさを底上げすることに成功されているのです。

　また、そういった成功実例をたくさん見てきたせいもあって、私は、筋トレなどの運動にしっかり取り組んだ人は、先々の人生において健康と幸せを手に入れることができると確信しています。健康&幸せ、つまり**「健幸」を手中にすることができる**のです。

　ですから、ぜひみなさんも「自分が欲しいものを手に入れるようなアツい気持ち」で日々トレーニングに取り組んでください。そして、筋トレの恩恵、運動の恩恵を最大限に引き出して、この先の人生で「健幸」を実現していくようにしましょう。

目次

Part 1

女性の老後には筋トレが欠かせない
――将来の不安を解決する

Part 2

筋肉を動かす女性は「一生病気知らず」
――健康の不安を解決する

Part 3

筋トレをする女性はいつまでも美しい
——美容の不安を解決する

Part 4

老いない脳と体をキープして「健幸」を招き寄せる
——心と体の不安を解決する

Part 5

筋肉の「若返り力」を最大限に引き出す6つのメニュー
——継続できる！ トレーニング効果が上がる！

Part 1

将来の不安を解決する

女性の老後には筋トレが欠かせない

筋肉には、体を若返らせるタイムマシンの力がある

過去と未来を行ったり来たりできる魔法の乗り物、タイムマシン。みなさん、よく聞いてください。わたしたちの筋肉には、じつはタイムマシンの力が備わっているのです。

いきなりヘンなことを言い出したなんて思わないでくださいね。私が「筋肉＝タイムマシン」と言うのにはちゃんと医学的理由があります。その理由はズバリ、**「筋肉が老化の流れに逆らう臓器」**だからです。

わたしたちの体は、年々老化して機能が衰えていくのが普通です。ところが筋肉だけは違います。他の臓器と違い、筋肉はどんなに歳をとってからでも増やすことができるのです。

日々筋トレをがんばっていれば、着実に筋肉量が増えて体の機能が向上していきます。しかも、筋肉量がアップすると、代謝が高まって、疲れにくくなったり、やせてきたり、肌のハリが戻ったり、姿勢がしゃんとしたりといった多くの効果が現われてくるようになります。すなわち、筋肉によって生み出された力でどんどん若返っていくというわけです。

つまり、筋肉というタイムマシンの力を使えば、わたしたちは健康面でも美容面でも過去の自分に戻ることができるのです。その力をうまく引き出していけば、**10年前くらいの体型や体力を取り戻すことも十分に可能**。老化の流れに逆らって時をさかのぼり、若かりし日々の輝かしい自分に戻ることも決して夢ではありません。

筋肉というタイムマシンは、誰もが持っています。

ただ、その秘められた力を引き出せるかどうかはみなさん次第です。トレーニングをしなければ、タイムマシンはぴくりとも動きません。日々トレーニングをがんばることによってはじめてタイムマシンが動き出し、**「時の流れをさかのぼる若々しい力」**が発動して、過去へのタイムトラベルをすることが可能となるのです。

何もしていなければ、筋肉量は年々じわじわと減っていってしまいます。筋肉量が大幅に落ちれば足腰も弱り、寝たきりや要介護になる可能性もグッと高まってしまうでしょう。筋肉を減らすということは、ある意味、タイムマシンの力を失っていくようなもの。その力を失うと、もう「老いの宿命」に逆らえなくなってしまうんですね。

ですから、わたしたちはこの先「老いの宿命」に呑み込まれないためにも、いまのうちから筋肉量をキープして、タイムマシンの力を衰えさせないようにしていかなくてはなりません。

さあ、みなさんも自分の中のタイムマシンをしっかり維持して、その力を発動させていきましょう。日々トレーニングで汗をかき、自分の中の「若々しい力」「時の流れに逆らう力」を引き出していこうではありませんか。

筋トレをする人は
10年後、20年後になっても
老けない

前の項目では「筋肉は過去に戻れるタイムマシンだ」と述べましたが、この筋肉というタイムマシンには、じつは「未来の自分の状況」を大きく変える力もあります。

筋肉は自分の未来を変える臓器でもあるのです。

だってみなさん、考えてみてください。日々筋トレを行なって筋肉量をキープしていれば、将来の寝たきりや要介護のリスクを減らすことにつながりますよね。つまり、トレーニングでタイムマシンの力、筋肉の力をしっかり維持していけば、自分の未来状況をよりよい方向へとシフトしていくことができるわけです。

私は、筋トレを中心とした「運動による健康推進プロジェクト」をもう30年近くにわたり続けてきています。そして、中高年世代を主とした参加者の方々に「いま運動をしておくことが、みなさんの10年後、20年後の未来の健康につながっていくんですよ」ということを長年にわたって言い続けてきました。

このプロジェクトをスタートした当初に60代だった方は、もうすでに80代半ばとなっています。でも、筋トレ運動を続けてこられた方には、いまだに健康や若々しさを保っている人が少なくありません。もちろん、大勢の参加者の中には病気になったり入院されたりした方もいらっしゃいますが、全体的に見渡すと昔と変わらない元気を保っている方が目立って多いのです。本当に、**「全然老けて見えないし、10年前、20年前と変わっていないいんじゃないか」**という人もいらっしゃいます。

きっと、そういう方々は「自分の中のタイムマシンの力」をうまく引き出して、未来をよい方向に変えることに成功されたのだと思います。

先にも述べたように、筋肉というタイムマシンは、誰にも備えられてはいますが、筋トレをしなければタイムマシンは動かないまま何も変わりません。「未来を変える力」は、日々トレーニングに励むことによってこそ発動されるものなのです。

「いま」のトレーニングは、確実にみなさんの「未来」につながっています。日々しっかりトレーニングを行なえば、「寝たきり・要介護コース」へ行きそうだった未来を「ぴんぴん長寿コース」へ変えることができるかもしれませんし、「病気で苦しむコース」へ行きそうだった未来を「病気知らずのコース」へ変えることができるかもしれません。

ですから、ぜひみなさんも自分の未来を変えてください。

筋肉の力を引き出せば、過去の自分に戻ることも、自分の未来を変えることもできるのです。筋肉というタイムマシンの力を味方につけて、自分の人生をよりよいほうへコントロールしていきましょう。

老後のマネープランだけでなく、老後の筋肉量プランも大切

老後は何かとお金がかかるもの。みなさんも貯蓄をしたり運用をしたりと、いろいろなマネープランを立てていることでしょう。

え？　もうバッチリ備えてる？　それなら安心ですね。だけどみなさん、老後の筋肉量プランのほうの備えは大丈夫ですか？

じつは、老後に備えて筋肉をためておくことは、老後に備えてお金をためておくのと同じくらい大切なことなのです。

だって考えてみてください。**筋肉は中年以降、年1％の割合で年々減り続けています。**

これは、何もしていなければ、10年先で10％、20年先で20％、30年先で30％の筋肉が減るということ。仕事をしなければお金が減っていくのと同じように、筋肉も年々じわじわと減る一方なのです。もし何の対策も備えもしないまま高齢になり、みすみす20％や30％もの筋肉を減らしてしまったとしたら、「寝たきり」や「要介護」になっていくのが目に見えています。ここまで筋肉量を落としてしまうと、残念ながらもう衰えゆく流れに逆らえなくなってしまうのです。

だから、自分の未来を明るいものにしたいのなら、いまのうちから筋肉を貯蓄して、老後に備えていくべき。そして、筋肉という貯蓄を増やすには、日々筋トレをがんばるしかありません。**1日1日のトレーニングは言わば「筋肉の積立貯金」のようなもの。**たとえ1日のトレーニングは「少量」であろうとも、日々コツコツと積み立てていけばいずれかなりの貯蓄額となっていくのです。

あるいは、日々の筋トレを、将来の自分に対する「投資」のようなものと考えるのもいいでしょう。お金であれば、老後、働けなくなったときのために、投資をしたり運用をしたりして、少しでも資産を増やそうとしますよね。

筋肉を増やすのもこれと一緒。しかも、この投資は自分にとって100%プラスになります。お金の投資はソンをすることもありますが、筋トレの投資はソンをすることもなく、やり続ければ筋肉という資産が確実に増えて、自分の未来をより安心な方向へと導いてくれるのです。

ですから、ぜひみなさんも、ウン百万円、ウン千万円ためるようなつもりで投資をし、日々コツコツとトレーニングに励んで筋肉資産額を増やしていくようにしてください。

そうすれば、将来的に「寝たきり」や「要介護」になる心配がまったくないくらいの安心な〝額〟がたまるはず。その備えがあれば、みなさんの「老後の筋肉量プラン」もバッチリということになりますね。きっと、数十年後、高齢になったときに〝こんなはずじゃなかった〟と後悔することもなくなることでしょう。

女性が男性よりも「寝たきり」になりやすいのには3つの理由がある

「男性よりも女性のほうが寝たきりになりやすい」――そんなことを言うと、近頃は「男女差別だ！」なんて怒られてしまうかもしれません。

しかし、これは医学的にも裏づけられていることであり、残念ながら、ちゃんと受け止めなくてはならない事実なのです。

では、いったいなぜ女性は寝たきりになりやすいのか。その理由は大きく3つあります。

第1の理由は、**「女性のほうが長生きするから」**です。

現在、日本人の平均寿命は男性が81・05歳、女性が87・09歳で、女性のほうが6年以上長生きすることになります。これはすなわち、長生きをした分、女性のほうが寝たきりで過ごす時間が長くなるという可能性を示しているのです。

第2の理由は、**「女性のほうが男性よりも筋肉量が少ないから」**です。

中年以降、筋肉量は男女とも年に1％のペースで落ちています。ただ、男女ではもともと筋肉の絶対量に差があるのです。すなわち、男性は多く、女性は少ない。これは、もともとの筋肉量をすべり台にたとえるなら、男性は高いすべり台から落ちていき、女性は低いすべり台から落ちていくようなもの。すなわち、女性は低い地点から筋肉量が落ちていくため、足腰の筋肉が減りやすく、「寝たきりになりかねない危険なライン」により早く到達してしまう可能性が高いのです。

第3の理由は、**「女性のほうが骨密度が低下しやすいから」**です。

女性ホルモンが低下する関係で、女性の骨がもろくなりやすいことについては、みなさんよくご存じでしょう。とくに、閉経以降、骨粗《こつそ》鬆症《しょうしょう》が進行すると、ちょっとした衝撃でも簡単に骨が折れてしまうようになります。すると、転倒して骨折をしたのをきっかけに寝たきりになってしまう可能性が高くなるわけです。実際、転倒骨折を機にベッドから離れられなくなる女性はたいへん多いとされます。

以上が「女性が寝たきりになりやすい」とされる理由です。

ただ、「寝たきりリスクが高い」と言われて、それを指をくわえて黙って見過ごしているわけにもいきません。リスクが高いからには、それを防ぐための対策を講ずることが必要でしょう。

そして、その対策こそが筋トレです。筋トレをしっかり行なっていけば、筋肉量の低下や骨密度の低下をゆるやかにし、寝たきりリスクを減らしていくことが十分に可能なのです。

つまり、トレーニングを積めば**「女性ならではの寝たきりリスク」を跳ね返していける**ということ。だからみなさん、日々せっせとトレーニングに励んで「寝たきりにならない体」をつくり上げていくようにしましょう。

波平さんもフネさんも50代……
老けてるのは
筋トレをしてないせいだった!?

子どもの時、大人をどう見ていたかを思い出してください。みなさんが小さかった頃は50代、60代というと「ものすごく歳をとったおじいさん、おばあさん」というイメージがありませんでしたか？

昔の50代、60代は、いまの50代、60代と比べると、だいぶ老けていたのかもしれません。

だって、「サザエさん」に出てくる波平さんとフネさんの年齢をご存じですか？　公式ホームページでは**波平さん54歳、フネさん五十ウン歳**と書かれています。きっと「え？　そんなに若かったんだ……あのヘアスタイルで54歳……もっとずっとお年寄りなのかと思ってた」という方が少なくないのではないでしょうか。

いまの50代、60代というと、芸能人では福山雅治さんが54歳で波平さんと同い年、石田ゆり子さんや松嶋菜々子さん、天海祐希さんらが50代でだいたいフネさんと同じくらいといったところでしょうか。それに、郷ひろみさんが60代後半……。みなさん非常に若々しいですよね。

それにしても、いったい、いまと昔とで若々しさにこんなに差がついたのはなぜなのでしょうか。

私は、その理由は**運動習慣があるかないかの差**だと思います。昭和の頃は日々の生活で体を動かす機会があまりありませんでした。そういえば、波平さんもフネさんもあまり運動しているようには見えません。せいぜい波平さんがたまにゴルフや釣りに出かけるくらいでしょう。

一方、いまの令和の時代では、毎日の生活の中に運動を取り入れることが当たり前になってきています。街中でもジョギングやウォーキングをしている中高年を数多く見かけるようになりましたよね。やはり、そこが差を生んでいるいちばんのポイントではないでしょうか。

なお、運動習慣のなかでも、若々しさのキープに重要になるのが筋トレです。筋肉はわたしたちの若さや活力エネルギーを生み出す工場のような存在なのですが、50代、60代あたりになると、その工場(筋肉量)の減少が目立ってくるようになります。ちょうど、波平さんやフネさんくらいの年齢の時期ですね。つまり、**50代、60代の筋肉量が下り坂になる時期に、しっかり筋トレをしているかどうか**、しっかり筋肉量をキープしているかどうかが、その人の若々しさに大きく影響してくるわけです。

さて、みなさんは「波平さん・フネさんの昭和コース」に行く派でしょうか、それとも、「福山雅治さん・石田ゆり子さんの令和コース」に行く派でしょうか。いまからでも遅くありません。日々しっかり筋トレを行なえば、「昭和コース」から「令和コース」へ乗り換えることも可能です。ぜひ「令和コース」へ進んで、いつまでも若々しい輝きを失わないようにしていきましょう。

老化の元凶・活性酸素は、運動によって抑えられる

みなさん、活性酸素が体の細胞を酸化させて老化を進ませてしまう厄介者であることはご存じですよね。肌が衰えてきたり、動脈硬化が進んだり、体のあちこちで炎症が起こったり……とにかく、この厄介者が増えるとろくなことが起こりません。

わたしたちの筋肉の細胞は、酸素を使ってエネルギーを生み出している工場のようなもの。**活性酸素は、その工場でエネルギーをつくる際、どうしても発生してしまう廃液やスモッグ**のようなものなのです。

また、運動を行なうとき、筋肉という工場は体を動かすために大量の酸素を取り込んでたくさんエネルギーをつくらなくてはなりません。そのため、必然的に多くの活性酸素が発生することになります。つまり、運動で活性酸素が発生してしまうのは避けられないことなんですね。

では、わたしたちはどうすればいいのでしょう。活性酸素の害を増やさないように、運動なんかやらないほうがいいのでしょうか。

もちろん、その答えはノーです。

そもそも、活性酸素の発生率は、適度な運動をしている人よりも、普段ろくに運動をしていない活動度の低い人のほうが多いことが分かっています。だから、「活性酸素を出さないために運動しないほうがいい」というのは明らかな間違い。逆に、活性酸素の害を少なくするためにも、適度に体を動かしたほうがいいのです。

ただ、運動強度が高くなると、やはり活性酸素の発生量が大幅に上がってしまいます。マラソンやサッカーのように、大量の酸素を摂り入れる必要のある激しい運動に関しては多少注意をしたほうがいいでしょう。

とにかく、日々激しいスポーツに取り組んでいるアスリートは別として、わたしたちが適度なレベルで運動をしている分には、まったくノー・プロブ

レムなのです。もちろん、筋トレ運動やウォーキング、ジョギングなども
まったく問題ありません。

それに、**日々適度な運動を行なうと、活性酸素を消去する能力が高まってくる**ことが分かっています。適度に体を動かしていると、生体内の抗酸化酵素である「SOD（スーパー・オキシド・ディスムターゼ）」がよく分泌するようになり、この物質が発生した活性酸素を次々に消去していってくれるんですね。このため、最近では、日々の運動でSODを分泌させ、活性酸素を少量に抑えた状態をキープしていれば、むしろそのほうが体によく、老化予防や健康長寿につながりやすいとされています。

要するに、活性酸素の害を抑えるためにも積極的に体を動かしたほうがいいということ。ですからみなさんも「老化の元凶・活性酸素を消してやるぞ」というつもりで日々のトレーニングに励むようにしてはいかがでしょうか。

「ぴんぴんころり」は
日々の筋トレ次第。
とくに下半身を大切に！

一生ぴんぴんと元気に生きて、ある日ころりと天に召される――「ぴんぴんころり」は万人の願いです。

これを実現するには、寿命が訪れるその日まで、足腰の筋肉をしっかり維持していかなくてはなりません。ところが、下半身の筋肉は、上半身に比べて1・5倍も減りやすいのです。当然、何も手を打たずにいれば、年々筋肉が少なくなって、歩行機能などが衰えてしまうことになります。

その衰えを防ぐには、日々筋トレを行なって下半身を丈夫にしていくことが不可欠。そして、下半身の筋肉のうちでも、とくに重点的に鍛えていただきたいのが大腰筋《だいようきん》です。

大腰筋は、体全体を支える「大黒柱的存在」の筋肉。体の奥底で背骨と大《だい》腿骨《たいこつ》とをつないでいて、歩行機能の維持にたいへん重要な役割を果たしています。たとえば、足を上げたり、足を踏ん張ったり、歩幅をとってスムーズに足を運んだりするのも、体の奥底で大腰筋がしっかり働いているおかげでできていることです。

ちなみに、歳をとって大腰筋が細ってくると、歩くスピードが落ち、十分に足が上がらなくなり、踏ん張りもきかなくなってきて、「すり足」をするように小刻みにチョコチョコと足を出す歩き方になってきます。みなさんの周りにもこうした「チョコチョコ歩き」をしているお年寄りがいらっしゃるかもしれませんが、じつはこれ、とても安定が悪く、転びやすい歩き方なのです。この歩き方をしていたために、転倒してしまい、骨折をして「寝たきり」になってしまうケースも少なくありません。

ですから、長く歩行機能を維持していくには、決して大腰筋という「大黒柱」を衰えさせてはいけないのです。

大腰筋は、「スクワット」「しこ踏み」「もも上げ」などの下半身中心の筋トレメニューで鍛えることが可能です。大腰筋だけをピンポイントで鍛えることはなかなか難しいのですが、大腿四頭筋《だいたいしとうきん》、腹筋、大殿筋《だいでんきん》、ハムストリングスなどの下半身の筋肉を全体的に鍛えていれば、大腰筋の「柱」が少しずつ太くなってくるはず。日々鍛えていれば、いずれしっかりした「大黒柱」を築いていけるようになるでしょう。

つまり、「死ぬまで元気に歩き続けられるかどうか」『ぴんぴんころり』を実現できるかどうか」は筋トレ次第。筋トレで**大腰筋という「大黒柱」をどれだけしっかり守り続けられるかで、どれだけ歩き続けられるかが決まる**と言ってもいいのです。

ですからみなさんも「柱」を太くするトレーニングに励んでください。下半身を鍛えるたびに、「ぴんぴんころり」の実現が近づくようなつもりでトレーニングに打ち込むのもいいかもしれませんね。

「背中の曲がったおばあさん」にならないためにいまから鍛えておくべき筋肉とは

「わたし、将来、背中の曲がったおばあさんになりたくないんです」――以前、トレーニングに励む女性から、そんな声を聞いたことがあります。そのとき、私はこう尋ねました。

「じゃあ、背中が曲がらないようにするために、鍛えておくべき筋肉はどこだか分かりますか？」

その女性はしきりに首をかしげていましたが、みなさんは分かりますか？

答えは「大腰筋」です。

前の項目でも紹介したように、大腰筋は体全体を支える大黒柱です。背骨と大腿骨とをつなぐこの大黒柱がしっかりしているからこそ、わたしたち人間はまっすぐ背すじを伸ばしながら、歩いたり走ったり踏ん張ったりと、いろいろな活動を行なうことができるのです。

そもそも私は、大腰筋こそ**「人間の直立二足歩行を可能にした筋肉」**だとにらんでいます。ここではあまりくわしいことは述べられませんが、人類は猿からヒトへと進化する過程で、大腰筋の付着部を背骨へと移動させました。そして、それによって背すじがまっすぐ伸びるようになり、体をまっすぐ直立させながら歩けるようになったのではないかと考えられているのです。つまり、大腰筋という太い筋肉によって上半身と下半身がしっかりと連結されたおかげで体幹が安定し、スムーズな直立二足歩行が可能になったのではないかというわけですね。

人は若いうちは背中がピンと伸びていますが、高齢になるにつれ背中や腰が丸みを帯び、おじいさん、おばあさんと呼ばれる頃になるとだいぶ背中が曲がってくることが少なくありません。すなわち、これも加齢とともに大腰筋の支える力が弱ってきたせい。若いうちは大腰筋が上半身と下半身をしっかり連結して上体をピンと支えているのですが、大腰筋の支える力が落ちてくると、頭や上体の重みに耐えられなくなり、萎《しお》れた植物のように上半身が前傾してくるようになるのです。それで、だんだん背中が曲がってきてしまうわけですね。

もし、この上半身と下半身をつなぐ筋肉が衰えてまったく機能しなくなったら、背中が曲がるどころではありません。直立することも二足歩行することもできなくなって、寝たきりのまま動けなくなってしまうことでしょう。

だから、わたしたちは日々筋トレに励み、大腰筋の「支える力」を衰えさせないようにしていかなくてはなりません。

私は、**大腰筋は「人の未来を支える筋肉」**だと思っています。これから先の人生、背中をまっすぐキープできるかどうかはもちろん、ずっと立ち続けられるかどうかも、ずっと歩き続けていけるかどうかも、わたしたちの未来は大腰筋という大黒柱をちゃんと維持できるかどうかにかかっているのです。

筋肉の「大黒柱」を太くすると、眠っていた体の底力が目覚める

「最近、以前に比べて体力が落ちてきた気がする……」

「朝起きても体がだるく、疲れを翌日に持ち越すようになった……」

「若い頃に比べて踏ん張りがきかなくなった……」

――みなさんの中に、こんなふうにぼやいている方はいませんか？　そんな方々にお聞きしますが、歳とともに体力が落ちてくるのはどうしてか、理由をご存じでしょうか。


答えは、筋肉が減るせい。そもそも、わたしたちの**筋肉は、日々活動する体力を生み出している工場**のような存在です。しかし、この工場は、何もしないでいると、年1%、10年10%の割合で減っていきます。しかも、高齢にさしかかる年齢になると、工場の減るスピードが大幅に加速するようになってきます。

つまり、筋肉という「体力を生み出す工場」が減れば、エネルギー生産力が落ちるのも当たり前。だから、体力が低下してきたり疲れがたまりやすくなったりするのも当然だというわけです。

とりわけ、体力低下に大きく影響すると考えられるのが大腰筋です。先にも述べたように、大腰筋は体の中心部にある「大黒柱」のような太い筋肉。わたしたちが直立二足歩行をしてさまざまな活動ができているのも、この大黒柱が体幹を支えているおかげです。

ただ、大腰筋のような太い筋肉は、加齢による筋量減少の影響を受けやすく、日々体を動かさずにいるとじわじわと細ってしまいやすいのです。大腰筋のような「大工場」を縮小させてしまうと、生み出される活動エネルギーや体力もどっと減ってしまいます。すなわち、**大腰筋という大黒柱を細らせてしまうことが、みなさんの体力や活動力の低下にもろに影響してくる**というわけですね。

では、どうすればいいのでしょうか。

やるべきことは決まっています。日々筋トレに励んで、大黒柱を鍛えていけばいいのです。先述したように、大腰筋は、下半身中心の筋トレを行なっていけば、筋量を維持したり太くしたりしていくことが可能。そして、この大黒柱を鍛えれば、体力を低下させずに、日々の活動レベルをキープしたり向上させたりすることが可能となるのです。

私は、大腰筋こそは「人間の活動力を生む源」であり、ここをしっかり鍛えていけば、**体の奥底に眠っていた〝底力〟がどんどん引き出される**ようになると考えています。

ですから、みなさんもトレーニングをがんばって大黒柱を太くするようにしてください。ぜひ、「疲れ知らずの体」「底力のある体」をつくって、毎日元気に活動の幅を広げていくようにしましょう。

高齢になったときに困らないように、いまから鍛えておくべき筋肉トップ5

「将来、寝たきりになったり転倒して骨折したりしないように、いまのうちから筋肉を鍛えておきたい……でも、いったいどの筋肉を優先して鍛えればいいのかが分からない」――そういう方も多いと思います。

その疑問にお答えすると、まず基本姿勢として「衰えやすい筋肉」を優先的に鍛えることが大切です。

そもそも、人間の筋肉組織は**「大きい筋肉ほど減りやすい」**ことが分かっています。また、そうした大きい筋肉が減ってしまうと、体を支える力が大幅に低下し、姿勢を維持できなくなったり歩けなくなったりといった事態につながる可能性が高い。だから、「大きくて減りやすい重要な筋肉」に狙いをつけて優先的に鍛えていくといいということになります。

では、そうした点を踏まえ、中高年世代がいまのうちから鍛えておくべき筋肉トップ5をご紹介しましょう。

1位　大腰筋

いちばんに優先してほしいのは大黒柱の大腰筋です。先にも紹介したように、大腰筋は体幹を支えたり歩行機能を維持したりするのに不可欠の役割を担っています。寝たきりになったり歩けなくなったりという状況を避けたいのであれば、絶対にこの筋肉を衰えさせてしまってはいけません。

2位　大腿四頭筋・ハムストリングス（太ももの筋肉）

太もも前側の大腿四頭筋や太もも裏側のハムストリングスは、人体の中でもとくに大きくて分厚い筋肉。そして、加齢とともに減りやすい筋肉の代表です。太ももの断面積は80歳になると30歳時の3分の1にまで減るとされています。太ももの筋肉が減ると歩行が不安定になり、ひざ痛などのトラブルにも見舞われやすくなります。普段から意識して鍛えるようにしましょう。

3位　腹直筋（おなかまわりの筋肉）

腹筋は、姿勢をまっすぐに保ったり動作を安定させたりするのに欠かせない働きをしています。とくに体のセンターラインにある腹直筋《ふくちょくきん》は、歩行時のブレを少なくするのに不可欠。しっかり鍛えて減らさないようにしましょう。

4位　ふくらはぎの筋肉

よく知られるように、ふくらはぎの筋肉は、血液や疲労物質を上半身に戻すポンプの役割をしています。また、歩行時の蹴り出す力が生み出されるのも、ふらつかずに安定したスピードで歩くことができるのも、ふくらはぎの筋肉の力があってこそ。ぜひ意識してトレーニングしてください。

5位　上半身の筋肉（背筋や上腕の筋肉も含む）

上半身の筋肉が弱っていると、よろけたときなどにとっさに身を守ることができません。下半身ばかりに偏重することなく、腕の筋肉や胸の筋肉、背中・肩の筋肉も落とさないように気をつけておきましょう。

Part 2

健康の不安を解決する

筋肉を動かす女性は「一生病気知らず」

「疲れやすい」「疲れにくい」は、筋肉量で決まってくる

「この頃、めっきり体力が落ちて、疲れやすくなった」「疲れの回復が遅くなって、1日の疲れを翌日に持ち越してしまうようになった」——。冴《さ》えない顔でそんなことをボヤいている人はいませんか？

じつは、このように疲労がたまりやすくなるのは、歳をとって筋肉量が落ちてきた証拠なのです。

いったいどうして、筋肉量が減ると疲れやすくなるのか。それは、筋肉という**〝体のエンジン〟が縮小して、生み出せる活力エネルギーが減ってくる**のが理由です。

この活力エネルギーの低下は、体の筋肉量を車の排気量にたとえると分かりやすいと思います。

たとえば、20代のときに3000ccあった排気量が、年々歳とともに筋肉量が低下して1800ccにまで落ちてしまったとしましょう。車で坂道を上る場合、3000ccで上るのと1800ccで上るのとではまったく馬力が違いますよね。つまり、20代のときは3000ccでラクラク上れていた坂道も、歳をとってから1800ccで上るとなると、馬力が足りずどうにかこうにか上れるという具合に変わってくる。しかも、上る途中、パワー不足でハァハァと息切れをしたり、上った後もパワーの回復に時間がかかったりするようになるわけです。

すなわち、**排気量（筋肉量）をどれだけキープできているかによって、疲れやすいか、疲れにくいかが決まってくる**のだということ。わたしたちの筋肉は、活力エネルギーを生み出すエンジン。だから、疲れない体をキープしていきたいのであれば、そのエンジンの排気量をできるだけ落とさないようにし、なるべく多くの活力エネルギーを生み出せるようにしていく必要があるのです。

そして、活力エネルギー維持のために欠かせないのが筋トレ。筋肉は何歳になろうともトレーニングで増やせます。日々しっかり筋トレに励んでいけば、筋肉というエンジンを大きくして排気量を維持したり増やしたりしていくことが可能です。

きっと、みなさんの周りにも「歳の割に元気な人」や「疲れ知らずでいつもパワフルな人」がいらっしゃるのではないでしょうか。それに、芸能人にも「あの人、私よりずっと年上なのに、あんなに元気でステージを走り回ってる」という人が多かったりしますよね。たいていの場合、そういう人たちは、日々運動やトレーニングを習慣にしていて、「高い排気量」をキープしているものなのです。

さあ、みなさんも筋肉というエンジンを大きくして、ちょっとやそっとでは疲れない「排気量の高い体」をつくっていくようにしましょう。

「駅の階段を急いで上ると
ハァハァと息切れする」は、
筋トレで治せる！

体力の衰えというものは、日常の何気ないシーンのなかで思い知らされるケースが少なくありません。

たとえば、「駅の階段」です。〝あ、もう電車が来ちゃう〟と思って、階段を急ぎ足で上ったら、それだけでハァ、ハァーッと息切れ……。〝昔はこんなことなかったのに……〟と衰えを痛感したことはありませんか？

このように、**ちょっとしたことで息が上がってしまうのには、筋肉量の減少が深く関係しています。**

そもそも、筋肉は糖や酸素を使ってエネルギーを生み出しているのですが、「急いで階段を上る」などの急な行動をとると、一気に多くの酸素が必要になります。ところが、歳をとって筋肉量が減ってくると、急に酸素が必要になったときに、その筋肉に十分な酸素が回らなくなってしまいます。すると、体が一時的な酸素不足に陥り、肺を大きく伸縮させてより多くの酸素を取り込もうとするメカニズムが働きます。それで、ハァハァと大きく息切れをすることになるわけですね。

ちなみに、何も運動をしていない場合、50代になると、20代のときに比べて30％くらい筋肉量が落ちるとされています。前の項目では、こうした筋肉量低下を「車の排気量」にたとえましたが、30％も排気量が落ちたら、出せる馬力やエネルギーがかなり縮小してしまいますよね。これだけ筋肉量（排気量）が落ちて出せる力が下がっていれば、昔はスイスイ上れた階段に苦労するようになるもの当然なのです。

ともあれ、わたしたちは、こういう**「筋肉量が落ちたことで現われる日常の変化」に対して、もっと危機感を持って接していくべき**だと思います。駅の階段だけではありません。歩くスピードが遅くなったのも、段差に足を取られてつまずくことが多くなったのも、ペットボトルのフタを開けるのに苦労するようになったのも、すべて筋肉量低下によって現われる変調のサインです。こういった小さなサインを〝なかったこと〟にして流してしまってはいけません。〝これはマズイ！　筋肉減少による体力低下の症状だ！〟としっかり受け止めるようにすべきでしょう。

そして、そうした「症状」をしっかり受け止めたなら、ちゃんと治すための対策をとってください。何をすればいいのかは、もうみなさんお分かりですね。そう、日々トレーニングを積んで筋肉量をつけていくのが体力回復のいちばんの近道となります。

筋肉をつけて十分な「排気量」を確保できれば、駅の階段を駆け上がってもまったく息が乱れないような、若々しい体力を取り戻すことも可能。つまり、**「すぐに息が上がってしまうような体力低下の症状」は、筋トレで〝治療〟をすることができる**のです。

「最近つまずきやすくなった」は筋肉が発するSOS

「どうも近頃、つまずいたり転んだりすることが多くなった」――そんな方はいらっしゃいませんか？

舗道のわずかな段差に足を取られてしまったり、簡単に超えられそうな障害物に足を引っかけてしまったり……。〝どうしてこんな何でもない場所で転んだんだろう〟〝注意がちょっと足りなかったのかしら〟と訝《いぶか》し気に思うこともあるかもしれません。

しかし、つまずいたり転んだりが多くなるのは「不注意だったせい」でも「運が悪かったせい」でもありません。それは、**筋肉量の低下によって起こる「明らかな老化現象」**だと受け止めるべきです。

昔から言われているように、人は足から老化します。全身の筋肉のなかでも、加齢や運動不足でまっ先に落ちてくるのが足の筋肉。上半身と下半身の筋肉減少率を比べると、足をはじめとした下半身が１・５倍も減りやすいのです。

そして、このように年々足の筋肉量が落ちてくると、徐々に足が上がらなくなって歩幅が狭くなり、歩行スピードが落ちてくるようになります。すると、**頭ではいつもと同じように歩いているつもりでも、足の動きのほうはいつも通りに運ばない**ことが多くなってくるのです。すなわち、足の「上がり幅」や「踏み出し幅」が気づかないうちにいつもより落ちていて、そのせいで「わずかな段差」や「何でもない障害物」に足を引っかけてしまうことが多くなるわけですね。

みなさんご承知だと思いますが、高齢になってからの転倒は、たいへん高い確率で「骨折」につながります。とりわけ、骨粗鬆症が進んで骨がもろくなっている女性は要注意。転倒した際に足を骨折でもすれば、入院をしなくてはならず、入院してベッドで動かずにいると、短期間のうちに筋肉がさらにごっそり減ってしまうことになります。そして、歩行機能に支障が出れば、たとえ退院できたとしても、高確率で寝たきりや要介護の生活に移行していくことになるでしょう。

つまり、**転倒骨折をきっかけに、急坂を転げ落ちるように衰えが加速してしまう可能性が大きい**ということ。転倒骨折は、高齢者の人生のラストを最悪の展開に転じてしまう怖ろしいイベントなのです。

ですから、つまずいたり転んだりすることが多くなってきたら、決して放っておいてはいけません。それは人生の大ピンチが迫っていることを知らせるSOS信号のようなもの。筋肉のSOSにしっかり耳を傾けて、日々足腰を丈夫にするトレーニングにいそしむようにすべきです。

「転ばぬ先の杖」ではありませんが、SOSにすみやかに対応してトレーニングを行なえば、足の筋肉は着実に増えてきます。その筋肉は、きっとみなさんの人生が最悪の展開に傾くのを防ぐ「心強い杖」となることでしょう。

筋トレだけでなく
「有酸素運動」も必要。
日々の生活の中で
1日平均7000歩は歩こう

病気や老化を防ぐためには、筋トレだけではなく、ウォーキングなどの有酸素運動も必要です。

「筋トレ」と「ウォーキング」は、健康長寿やアンチエイジングを実現するための運動の「両輪」です。どちらか一方だけではダメ。筋トレとウォーキングのふたつの車輪を日々並行して回してこそ、多くの効果を引き出していくことができるのです。

では、そうした効果を効率よく引き出すには、1日にどれくらいウォーキングをすればよいのか。

これは、**1日7000歩〜8000歩**がいいとされています。

ただ、たとえ1日に3000歩しか歩けなかった日があったとしても、その翌日などに多めに歩けば大丈夫。いまの運動科学では、歩くことに関しては「プラス・マイナスの帳尻合わせ」ができるということになっています。

1日7000歩〜8000歩は、1週間で考えれば、4万9000歩〜5万6000歩ということになりますよね。つまり、多少日によってでこぼこがあったとしても1週間でその歩数をクリアして、最終的に1日平均7000歩〜8000歩になるようにしていけばいいのです。これなら、仕事が忙しかったり悪天候が続いたりして歩けなかった日があっても、フレキシブルに調整しながら続けていけますよね。

また、こうした目標歩数は、トレーニング目的で歩いた歩数だけではなく、日々のすべての活動時間で歩いた歩数のトータルです。つまり、家の中でうろうろした歩数も、通勤で歩いた歩数も、職場で歩いた歩数も、すべて加算してOKだということ。もちろん、まとまった時間をとってウォーキングをするのでも構いませんが、日常生活で小まめに歩くようにして、**「チリツモ作戦」で歩数を伸ばしていくのがおすすめ**です。

そして、「今週は歩数が少し足りないなあ」というときは、少し遠めのスーパーに歩いて買い物に行ってみたり、ひと駅前でバスを降りて歩いてみたり、生活の中で自分なりに工夫して歩数を稼ぐようにしていくといいでしょう。そうすれば、たぶんそんなにがんばらずとも目標歩数をクリアできるのではないでしょうか。

なお、みなさんの中には1日平均7000歩でもハードルが高いと感じる方もいらっしゃるかもしれません。そういう方は、最初は5000歩を歩くのを目標にしてみてください。運動習慣がなく、日々2000歩〜3000歩くらいしか歩いていない人の場合、**1日平均5000歩を超えるといろいろな健康の指標が改善してくる**ことが分かっています。ですから、まずは5000歩をクリアするのを目標にして、慣れてきたら7000歩〜8000歩を目指すようにするといいでしょう。

筋肉量の低下は「歩くスピード」に現われる

みなさんは「最近、歩くスピードが落ちてきた」と感じることはありませんか？　もし図星だとしたら、いつの間にか筋肉量が低下してきているのかもしれません。

歩行スピードは、40代、50代あたりからちょっとずつ低下し始めるとされています。しかし、大多数の人は落ちてきていることに気づきません。髪の毛が1日30本ずつ抜けたり、シワが1週間に1本ずつ増えたりしても全然気づかないのと同じように、わずかにスピードが落ちても「いつもと変わらない」と認識してしまうのです。そのため、気づかないまま時を経て60代や70代になったとき、いまさらのように自身の歩行能力低下に愕然《がくぜん》とする……。そういうパターンを辿《たど》る人が目立ちます。

そもそも、**歩行スピードは、歩くときの「ピッチ」と「歩幅」で決まります。**ただ、歩くときのピッチは若い人と高齢者を比べてもたいして差はなく、老化の影響はほとんどありません。一方、歩幅のほうは、40代、50代あたりから歳を重ねるとともに下降線を辿って狭くなっていきます。すなわち、老化による歩行スピードの低下は、「歩幅の低下」による影響ということができるのです。

では、いったいどうして歩幅が狭くなるのでしょう。

その原因は「下半身の筋力低下」。とりわけ、体の中心部にある大腰筋の筋肉量低下が大きな影響を及ぼしているのです。

大腰筋については先にも紹介しましたね。そう。人間の直立二足歩行を支える大黒柱の筋肉。大腰筋は足を上げて大きく歩幅をとるのに欠かせない働きを担っています。しかし、加齢や運動不足で大腰筋が少しずつ細ってくると、いままでより足が上がらなくなり、いままでより歩幅をとれなくなり、結果、徐々に歩くスピードが低下してくるわけです。

私は、大腰筋こそは「人の活動力を生み出す源の筋肉」であり「人の未来を支える筋肉」だと思っています。わたしたちが**しっかり歩き続け、しっかり活動し続けて未来を創っていくには、大腰筋の維持が〝生命線〟になる**と言ってもいいでしょう。

ですから、もし「最近、歩くスピードが落ちてきたな」と感じたなら、それは大腰筋の筋肉量がピンチになってきたというサインであり、自分の歩行能力や未来の活動力に黄色信号が灯ったというサインだと受け取ったほうがいいでしょう。

そして、その黄色信号を青信号に変えるには筋トレあるのみ。日々大腰筋をしっかり鍛えれば、歩幅も伸びて歩くスピードも回復してくるはず。ぜひみなさんも、トレーニングに励んで歩幅とスピードを保ち、いつまでも颯爽《さっそう》と歩けるようにしていきましょう。

体が硬くなるのは、筋肉がサビついた証拠だった

みなさんは、久々に体を動かしたとき、以前に比べて体が硬くなったのを思い知らされることはないでしょうか。

〝若い頃は前屈をすれば地面にベタッと手がついたのに、いつの間にか届かなくなってる！〟とか、〝昔はバレリーナのようなポーズができたのに、もう全然できない！〟とか……。こういう衰えに気づかされると、けっこうショックなものですよね。

ところで、みなさんはこういう**「硬さ」が筋肉の減少から来ている**のをご存じでしたか？　じつは、加齢とともに体が硬くなるのは、筋肉が衰えてサビついてきた証拠なのです。

ここは、少しくわしくご説明しましょう。

若い頃は誰しも筋肉量が多いのですが、これは筋肉繊維が太く、筋肉の束がみっちり詰まっているということを表わしています。しかし、加齢とともに筋肉量が減ってくると、これらの筋肉繊維が少しずつ細くなり、筋肉のあちらこちらにすき間ができてくるようになります。そして、この筋肉のすき間部分にだんだん「結合組織」と呼ばれる〝サビ〟がたまってくることになるのです。

すなわち、この**「結合組織＝筋肉のサビ」こそが体を硬くしている元凶**なのです。筋肉のサビが多くなってくると、筋肉の伸縮性が落ち、それとともに体が動かしづらくなってきます。それで、以前は手が届いたところまで届かなくなっていたり、以前は簡単に体を曲げてポーズをとることができたのが全然できなくなっていたり……若い頃はスムーズにできた動きがいちいちぎくしゃくするようになって、体が硬く感じられるようになってくるわけですね。

みなさん、そこで考えてみてください。

もし、筋肉量減少に何も手を打たずにいたら、筋肉がすき間だらけになり、そこに〝サビ〟が入り込んで、どんどん体が硬くなっていってしまうかもしれません。まるでサビついたブリキのおもちゃのように、体が動かなくなってしまったらたいへんですよね。

ですから、筋肉をサビつかせることのないよう、しっかり筋トレを行なうべきなのです。普段からトレーニングをして筋肉量キープに励んでいれば、筋肉のすき間も増えませんし。サビも増えません。やわらかな体を維持しつつなめらかな動作を保っていけるでしょうし、ヨガの美しいポーズをとることだって可能になるでしょう。

言わば、**筋トレは「サビを防ぐ潤滑油」のようなもの**なのです。だからみなさん、日々筋トレという〝潤滑油〟を欠かさないようにして、「一生サビない体」をキープしていくようにしましょう。

糖尿病は、
じつは「筋肉減少病」だった！

「糖尿病は『筋肉減少病』である」――私はそう考えています。

きっと、びっくりされるみなさんも多いでしょう。〝食事の問題を指摘されるなら分かるけど、なんで筋肉が関係してくるの？〟と思う方もいらっしゃるのではないでしょうか。

でも、関係大アリなのです。

そもそも、**糖尿病とは、体内の過剰なブドウ糖を「筋肉という工場」が消費しきれなくなってきたために起こる現象**です。わたしたちが摂った食事は、ブドウ糖に分解されて血液中に入り、血液中のブドウ糖の多くはインスリンの働きによって筋肉に送られます。そして、その「筋肉という工場」においてブドウ糖が加工処理されて、わたしたちが日々活動するのに必要なエネルギーが生み出されているのです。

しかし、わたしたちの体の筋肉量は、中年以降じわじわと減り続けています。「筋肉という工場」が減っているのにもかかわらず、原料のブドウ糖が相変わらずたくさん入ってきたとしたらどうなるでしょう。

当然、消費しきれないブドウ糖がたくさん余ってしまいますよね。しかも、こうした「ブドウ糖があふれた状況」が続くと、工場側がブドウ糖を積極的に受け取らなくなってきて、工場へ原材料を仲介する役のインスリンがだんだん機能しなくなってきてしまいます。しかも、インスリンを分泌する膵臓《すいぞう》も、たくさんインスリンを分泌しても状況が改善されず、あまりの過剰負担に疲れてきてしまうようになります。こうした悪循環によって、体中にブドウ糖があふれ、血糖値がどんどん上がって糖尿病の症状が進行してしまうようになるわけです。

つまり、もともとの原因を辿れば「筋肉という工場」の減少が大きく影響しているということになります。糖尿病は50代、60代になると患者数が目立って増えてくるのですが、それも、高齢にさしかかる50代、60代のこの時期に筋肉量の減少が進みやすい点が少なからず影響していると考えられています。

だから、**糖尿病になりたくないなら、日々筋トレをがんばって「筋肉という工場」を減らさないようにしなくてはならない**のです。「筋肉減少病」を防ぐには、筋肉量の減少を食い止めて、量を維持したり増やしたりするのが、問題解決への近道だというわけですね。

とくに、50代以上で血糖値が高いことが気になっているみなさんは筋トレが必須だと考えてください。もちろん、食生活面での改善も並行して行なう必要はありますが、筋肉に訴えかけてトレーニングをしていけば、薬に頼ることなく血糖値を下げることも可能です。該当するみなさんは、よりいっそう身を入れて筋トレに励むといいでしょう。

血糖値を安定させるには
薬を飲むよりも
筋トレをするほうが有効だった

筋トレをすると、たいへん効率よく血糖値を下げることができます。
ただ、このことは意外に知られていません。日本には中高年世代を中心に「血糖値が高いこと」を気にしている人が大勢います。それにもかかわらず、その方々に「筋トレで血糖値を安定させよう」という意識があまり浸透していないのです。なので、この場で血糖コントロールに対する筋トレの有効性を述べておくことにしましょう。

そもそも、血糖値を下げるには、ウォーキング（有酸素運動）を行なうよりも、筋トレを行なうほうがずっと有効です。なぜなら、ウォーキングによって消費される主なエネルギー源は「脂肪」ですが、筋トレによって消費されるエネルギー源は「筋肉に蓄えられているグリコーゲン」と「血液中のブドウ糖（血糖）」だから。要するに、**筋トレを行なって筋肉に負荷をかけていると、体中にあふれている血糖がダイレクトに消費される**ことになるのです。当然、日々せっせと筋肉を動かしてトレーニングしていれば、それだけ血糖値が下がることになります。

なかでもおすすめなのは、食後の筋トレです。食後高血糖は血糖値が急上昇したり急降下したりして、血管に負担をかけるとされています。しかし、**食事をしてから30分後くらいに筋トレを行なうと、血液中に出回った糖が消費されて血糖値の上昇をゆるやかにすることができる。**それにより食後に高血糖が続くのを防ぐことができるわけです。

つまり、筋トレを習慣にしていれば、体内の余分な血糖を消費して血糖値を下げたり、高血糖になる時間帯を減らしたりして、血糖値を安定させていくことができるのです。このように効率的な血糖コントロール法はそうそうないのではないでしょうか。

なお、糖尿病の人のなかには、血糖値を下げる薬を用いてコントロールをしている方も多いだろうと思います。ただ、安易に薬に頼って血糖値を下げていると、ときとして血糖値が下がりすぎて低血糖の症状に見舞われることがあります。低血糖になると、頭がボーッとしたり、意識が朦朧《もうろう》としたり、体がけいれんを起こしたりといった症状が現われ、最悪の場合、命も危ぶまれる危険な状態に陥ることもあるのです。

でも、筋トレで血糖値をコントロールしていれば、こういった副作用に見舞われる心配もありません。ですから、血糖値が高い方は、血糖値を下げる薬に頼る前に、「筋トレによる血糖コントロール」にトライしてみるべきではないでしょうか。

私は、ある意味、**筋トレほど血糖コントロールに有効な〝薬〟はない**と思っています。血糖値にお悩みのみなさんは、ぜひこの「効果の高い、安全な〝薬〟」をもっと活用するようにしてはいかがでしょう。

女性のがん死因トップ・大腸がんは、筋トレをしている人には少ない

怖い病気と聞かれて、誰もがまっ先に思い浮かべるのは、やはり「がん」でしょう。そのなかでも、日本人女性の死亡者数トップのがんは何か、みなさんご存じですか？

そう、大腸がんです。年々増え続けていて、いまでは女性の14人にひとりがこのがんに罹患するとされています。きっと、みなさんも不安なのではないでしょうか。

ところが――

なんと、最近の研究で、**「日々運動をして筋肉を動かしている人は、大腸がんになりにくい」**ということが分かってきたのです。

もともと、運動をしている人に大腸がんが少ないということは、統計的にかなり以前から分かっていたのですが、なぜ大腸がんが少ないのかの理由は長らく謎のままでした。ただ、ここ数年で研究が進み、筋肉運動によって分泌されるホルモンが大腸がんを抑制する働きをしていることが明らかになったのです。

この「とてもありがたいホルモン」は、「SPARC《スパーク》」と呼ばれています。SPARCは筋肉を収縮させると分泌されるホルモン・マイオカインの一種。筋肉収縮によってこのマイオカインが分泌されると、SPARCが体内の大腸がん細胞を見つけて、がん細胞に対してアポトーシス（自殺）をするように促すのです。つまり、日々**筋トレを行なって汗をかいていれば、筋肉が収縮してSPARCが自然に分泌され、大腸がん発生を抑える作用をもたらしてくれる**というわけです。

みなさん、なんとも心強いかぎりではありませんか。筋トレが大腸がんの予防につながるのなら、日々トレーニングをがんばる励みにもなろうというものですよね。

じつは、まだ研究途上の段階ではあるものの、筋肉収縮によって分泌されるホルモンには、大腸がん以外にも、さまざまながんを抑制する働きがあるという可能性も大きくなってきています。もしかしたら、そう遠くない未来、**「がんの予防には筋トレがいちばん効く！」**と言われるような日が来るかもしれません。

きっと、わたしたちの筋肉には、とてもたくさんの「病気を防ぐ力」が眠っているのです。ただ、その力はしっかり筋肉を動かさないと、眠ったままで起きてきてくれません。せっかくの力を眠ったままにしておくのは、とてももったいない話ですよね。

だからみなさん、ぜひ日々のトレーニングで「病気を防ぐ力」を目覚めさせ、十分に引き出していくようにしてください。そして、毎日せっせと筋肉を動かしながら怖い病気を防いでいくようにしましょう。

筋肉は「腰痛」「ひざ痛」を防ぐ最良のコルセット

「腰痛」「ひざ痛」――。このたいへんポピュラーな疾患に、筋肉量の減少が関係していることをみなさんはご存じでしたか？

そもそも、**筋肉は「体を支えるコルセット」**のようなもの。腰の場合であれば、大腰筋、背筋、腹筋などの筋肉がコルセットの役割を果たして体を支えています。

しかし、これらの筋肉が細ってきたらどうなるでしょう。当然、「体を支える力」が落ち、上半身の重みや重力の負担に耐えかねて、姿勢が崩れてくるようになります。すると、体の支柱である「腰椎《ようつい》」に大きな負担がかかってくることになるのです。

腰椎の中でも、とりわけ負担がかかるのが「椎間板《ついかんばん》」です。椎間板は背骨の椎骨《ついこつ》と椎骨の間に座布団のように挟まっている軟組織なのですが、ここにプレッシャーがかかり続けると、組織が押し潰されたりはみ出したりして神経を刺激するようになります。すなわち、その神経への刺激が鋭い痛みとなって現われ、「椎間板ヘルニア」などの腰痛症状を発生させることになるわけです。

ひざ痛のほうも簡単に説明しておきましょう。

足の場合、太ももの大腿四頭筋が体の重みや重力を支える役割を果たしているわけですが、ここの筋肉が減少して細ってくると、重みの負担がどっとひざ関節にのしかかってくることになります。すると、そのプレッシャーによってひざ関節の骨と骨の間のスペースがだんだん狭くなり、次第に軟骨と軟骨がぶつかり合うようになって、痛みなどのつらい症状をもたらすようになっていくのです。

つまり、腰痛にしてもひざ痛にしても、筋肉量が減少して、「体を支えるコルセット」としての力を落としてしまったことが発症の原因となっているわけですね。

腰痛やひざ痛は、こじらせると移動能力が著しく制限されてしまうことになります。また、座ったり起き上がったりといったちょっとした動作でもいちいち痛みを感じるようになり、日常の生活行動の幅が狭まって、寝たきりや要介護を早める大きな要因となっていくことが少なくありません。ですから、腰やひざを痛めないために、いまのうちから「筋肉というコルセット」を厚くしていくことが大切なのです。

要するに、筋トレに励むのが腰痛・ひざ痛のいちばんの予防策だということ。痛みをこじらせてしまうと、筋トレをすることさえ難しくなるケースもあるので、症状のないうちからしっかり予防をする姿勢が大事です。ぜひみなさんも**「腰痛・ひざ痛を防ぐカギは筋肉にあり」**と心得て、日頃のトレーニングに励むようにしてみてください。

筋トレをしていれば、骨がスカスカになる心配なし！

「骨」の話をしましょう。

みなさんは、女性が丈夫な骨をキープするのに、いちばん重要な要素は何だと思いますか？

カルシウム？　ビタミンD？　もちろんそれらも大事ですが、もっと重視すべき要素があります。それは、「しっかり筋トレをして筋肉量をキープしておくこと」です。

いったい、なぜなのか。それは骨密度を維持するには、「力学的ストレス」をかけ続けることが欠かせないからです。そもそも、骨という器官は、日々かけられている刺激や重圧の力が大きいと、そのプレッシャーを何とか耐え支えようとして丈夫になっていくものなんですね。

だから、絶えず重い力が骨にかかっている肥満体型の方は、おおむね骨が丈夫なのです。でも、骨を丈夫にしたいからといって、肥満体型になるのをすすめるわけにはいきませんよね。

では、いったいどうすればいいのか。

そう、**しっかり筋肉を動かして、骨に力学的ストレスをかけていけばいい**のです。すなわち、日々筋トレを行なって骨に刺激を与え続けていきなさいということ。骨密度の高い丈夫な骨をキープしていくには、それが最善の手段なのです。

その証拠に、宇宙ステーションに滞在している宇宙飛行士は、滞在中、非常に多くの時間をマシンを使った筋トレ運動に費やしています。無重力に近い宇宙環境ではほとんど骨や筋肉にプレッシャーがかかりません。そのため、何もしていないと、筋肉量は地上の約2倍のスピードで減ってしまうし、骨量に至っては地上の約10倍ものスピードで減っていってしまうのです。そのため、宇宙飛行士たちは日々必死にトレーニングに取り組んで筋肉や骨に刺激を与え続け、筋肉量をキープしようとし、骨量をキープしようとしているわけです。

ですからみなさん、この先ずっと丈夫な骨をキープしていくためにも、日々筋トレに取り組むようにしてください。みなさんよくご存じのように、女性は更年期を過ぎるとホルモンバランスの変化によって骨量低下が急速に進むようになります。歳をとってからスカスカ骨にならないようにしていくには、**世の女性は宇宙飛行士と同じように、骨と筋肉に刺激を与え続けていく必要がある**のです。

いまから取り組んでいけば、筋肉も骨も心配なし。骨粗鬆症や転倒骨折を心配することもなく、20年後、30年後も、動ける体をキープできるのではないでしょうか。そしてきっと、女性の一生をひときわ長く輝かせていけるのではないでしょうか。

筋トレをがんばれば、「健康ホルモン」がたくさん分泌される

筋トレをがんばっているみなさんに朗報です！

最近、筋トレを行なうと、体にいいホルモンがたくさん出ることが分かってきました。なんと、筋肉そのものから「健康ホルモン」が分泌されていたのです。

そのホルモンの名は**「マイオカイン」**。マイオカインには何十もの種類があり、まだ働きがよく分かっていないものがほとんどです。ただ、少しずつ働きが解明されるにつれ、健康にプラスになる作用が満載されていることが明らかになってきたのです。

たとえば、がんや認知症を予防する作用。先の項目でも紹介したように「SPARC」というマイオカインには、大腸がんを抑制する働きが確認されていますし、「イリシン」「IGF－1」などいくつかのマイオカインには、脳細胞の成長を促したり、認知機能を改善したりする働きがあることが確認されています。

また、生活習慣病を防ぐのに役立つものも多く、脂肪肝や肝硬変を抑える働きをするマイオカイン（「ＦＧＦ－21」など）もあれば、糖尿病や動脈硬化への予防効果が期待できるマイオカイン（「ＩＬ－６」「アディポネクチン」など）もあります。

それに、マイオカインには体内の脂肪の分解に関わっている種類も少なくありません。「ＩＬ－６」「ＦＧＦ－21」「アディポネクチン」などが相当するのですが、これらは、肥満予防やダイエットに役立つのではないかとも期待されています。

このように、マイオカインはとても多くの役割を果たしてわたしたちの心身の健康を守ってくれているのです。

なお、この「健康ホルモン」は筋肉を収縮させる運動することにより分泌されることが分かっています。すなわち、効率よく分泌させるには筋トレをするのが最適だというわけです。

さらに、**マイオカインを効率よく分泌させるには、下半身の大きな筋肉（大腰筋・腹筋・大腿四頭筋・ハムストリングスなど）を収縮させるトレーニングをするといい**ことも分かっています。後で紹介するスクワットやしこ踏みなどはまさにうってつけですね。ですからみなさん、ぜひ、日々のトレーニングで下半身の大きな筋肉を動かして「健康ホルモン」を存分に分泌させるようにしてください。

筋肉にはもともと「人を健康にする力」が備わっているのです。日々筋トレを継続してその力を引き出していけば、みなさんの将来の健康力が高まることは間違いありません。さあみなさん、「健康ホルモン・マイオカイン」を味方につけて、これから先の人生をより健やかなものにしていきましょう。

Part 3

美容の不安を解決する

筋トレをする女性はいつまでも美しい

筋トレをがんばっていれば、
同窓会で「ひとり勝ち！」

久しぶりに同窓会などに出席すると、「あの人、どうしてあんなにキレイなままでいられるの？」というくらい若々しい人がひとりか二人くらいいますよね。みんな同い年のはずなのに、肌のハリも、シワの数も、表情の輝きも全然違う……。しばらく会わないうちに〝差〟がついてしまった理由は何なのでしょう？

おそらく、いろいろ理由があると思いますが、私はいちばん大きく影響しているのは筋肉量だと思います。**目立って若々しい同級生は、まず間違いなく筋トレをがんばって筋量キープにつとめている**はずです。

そもそも、肌に若々しさをもたらす活力や勢いは、代謝が高いか低いかで大きく変わってきます。そして、代謝の高低は、その人の筋肉量がどれだけあるかによって決まってくるのです。つまり、**「筋肉量の差」が「肌の勢いの差」に現われてくる**わけですね。

言わば、筋肉は「肌の活力や勢いをつくり出している工場」のようなものなのです。若いうちは、筋肉量が多く、代謝も高く、たくさんの工場においてさかんに肌の活力エネルギーが生み出されています。だから、別にそんなに気をつけていなくても、はじけるようなハリやみずみずしさ、しなやかさを保てるのです。

ところが、中年を過ぎると、年々筋肉量が落ち、代謝も次第に低下してきます。すなわち、筋肉という工場が減ってくるとともにエネルギー生産量が落ち、肌の活力や勢いが全体に衰えてくる。そして、歳を重ねてその活力や勢いの低下が進むと、肌にシワやシミ、カサつき、たるみなどの問題が目立ってくるようになるのです。

では、年々進んでいくこうした衰えに歯止めをかけるにはいったいどうすればいいのでしょう。

そう。それには筋トレを一生懸命がんばって筋肉量を維持していくのがいちばんの近道なのです。**筋肉という工場の数を維持していれば、代謝も高いレベルでキープでき、活力や勢いを維持して肌を若々しく保っていくことができる**わけですね。

もちろん、肌だけではありません。筋トレで筋肉量を維持していれば、若々しいスリムなボディラインをキープしていくこともできます。ハリウッド女優も、スーパーモデルも、高齢になっても目立って美しい人は、みんな日々筋トレに取り組んでいます。**筋肉を味方につけた女性は、いつまでも老けないの**です。

ですから、みなさんもぜひ筋トレをがんばって、同年代の女性がうらやむような若さをキープしてください。そして、今度の同窓会では「ひとり勝ち」といきましょう！

「太りやすさ」「やせやすさ」は筋肉が決めていた!?

「最近太りやすくなってきた」「少し食べただけでも体重が増える」「いままでと同じだけしか食べていないのにてきめんに太るようになった」――みなさんはそんな悩みをお持ちではありませんか？

じつはこれ、筋肉量が減ったために起こることなのです。

加齢や運動不足によって筋肉が減ると、着実に代謝が落ちてきます。筋肉は体内でエネルギーを生み出している工場のような存在なのですが、その工場（筋肉）の数量が減ると生産されるエネルギーが減り、これによって代謝がガクンと落ち込んでしまうのです。

そして、代謝が落ちると、若い頃と同じ分量しか食べていなくても、代謝が落ちた分だけ太ってしまうようになる。つまり、**筋肉が落ちたせいで以前よりも太りやすくなってしまう**というわけです。

では、このように太りやすくなるのを防ぐにはどうすればいいのか。もちろん、適度に食事を節制することも必要ですが、何より大切なのは体内に「筋肉という工場」を増やしていくこと。すなわち、筋トレにしっかり励んで筋肉量をつけ、代謝をキープしたり引き上げたりしていくことが重要となるわけです。

トレーニングによって筋肉量が増えれば、増えた工場がバンバンエネルギーを燃やし、多くのエネルギーを消費するようになるため、代謝がグッとアップして「やせやすい状況」が生まれるようになります。そういう「いい流れ」をつくれれば、いままでと同じ分量を食べていてもやせられるようになるでしょう。

もし、筋肉量をアップするのがきつければ、現状の筋肉量をキープしていくだけでもだいぶ違います。筋肉量が維持され、代謝が維持されていれば、少なくともそれ以上太るのを防げますし、「あともうちょっとトレーニングをがんばればやせられる」という状況をキープしていくことになりますよね。代謝を落とすことなくスタイルをキープしていくには、そういうふうに「あともうひと息でイケそう」という状況を長く維持していくことがたいへん重要なのです。

とにかく、歳をとってもスリムな体型を維持していくには、筋肉量を落とさないこと、代謝を落とさないことが絶対に不可欠。「太りやすさ」「やせやすさ」は筋肉量が決めていると言ってもいいのです。

ですから、ぜひみなさん、**「太ってしまうか」「やせられるか」の命運は、筋肉がカギを握っているというつもりで体を動かす**ようにしてみてください。日々積み重ねたトレーニングはウソをつきません。きっと近い将来、周りの同世代女性から「あの人、どうしてあんなにきれいなスタイルをキープできているの?」と羨望のまなざしで見られるようになるのではないでしょうか。

ダイエットするなら、「筋肉量キープ」は絶対に守るべきルール

突然ですが問題です。

ダイエットをしている人が陥りやすいいちばん怖ろしいワナは何でしょう。

みなさんは答えがお分かりですか？

正解は**「脂肪だけでなく、筋肉まで落としてしまうこと」**です。

食事制限だけの「食べないダイエット」をしていると、最初はおもしろいように体重が減りますが、そのうち体重計の針が動かなくなります。すると、やせないストレスに耐えられなくなって、ついドカ食いをして、結局リバウンド……。みなさんは、こういうとき、なぜ体重が落ちなくなるのかの理由をご存じですよね。

そう。その理由こそ、脂肪だけでなく筋肉が落ちているからなのです。食事制限だけの無茶なダイエットをしていると、たんぱく質不足に陥り、体は筋肉を分解して必要なたんぱく質を補うようになります。すると、てきめんに筋肉量が低下。最初、おもしろいように体重が減ったのは、体脂肪が減ったのではなく筋肉量が減ったせいだったわけですね。そして、筋肉が減ると自動的に基礎代謝が落ちるため、エネルギーを消費する力が低下してどんどんやせにくい体になってしまう。それで、体重計の針がピクリとも動かなくなるというわけです。

きっと、みなさんもこうしたダイエットを経験したことがあるかもしれません。でも、みなさんは筋肉を減らしてしまう怖ろしさや危険性をどこまでご存じでしょうか。

私は、こうした**無茶なダイエットは「体重」だけでなく「寿命」まで減らしてしまう**ものだと考えています。なにしろ、私たちが行なった研究では、たった3か月の「食べないダイエット」で、5％もの筋肉が落ちることが判明しているのです。人の筋肉量は中年以降、年に約1％の割合で減っているので、3か月で「5年分」もの筋肉量を減らしてしまったことになります。もし、こんなダイエットを何度もやっていたとしたら、通常よりも早く筋肉が衰えるのは当たり前。「要介護」や「寝たきり」になるのも大幅に早まるでしょうし、決して大げさではなく、寿命に響くほどのダメージがもたらされると言っていいのです。

ですから、食事制限だけのダイエットなんて、絶対にやってはダメ。どうしてもやせたいならば、適切な食事と並行して筋トレを行ない、筋肉量をちゃんとキープしながら減量していかなくてはなりません。つまり、ダイエットするなら、「筋肉量キープ」は絶対に守るべきルール。本来、**ダイエットをする「資格」は、日々のトレーニングで筋肉量を保っている人だけに与えられる**べきものなのです。

ぜひみなさんも、このことをしっかり肝《きも》に銘《めい》じておくようにしてください。

筋肉は美しさを支えるマットレス

「ボディの質感の美しさ」は、中身がつまっているかどうかで決まるのではないでしょうか。

風船はパンパンに空気がつまっていれば、弾力やハリがあってよくはずみますが、時間が経って空気が抜けてくると、ぶよぶよにたるんでしわくちゃになってきます。果物なども中身の果肉がぎっしりつまっていると美味しそうに見えますが、熟れすぎたりしなびたりすると不味そうになってきます。美しさというものは、このように見た感じのボディの質感に現われるものですよね。

これは、肌も同じです。

質感のある美しい肌には、「筋肉」という中身がしっかりつまっています。肌の下に筋肉という厚いマットレスがあって、この**マットレスが「ハリ」「緊張感」「弾力」「しなやかさ」といった肌の質感を生み出す**もとになっているのです。

すなわち、肌の質感の美しさは、筋肉というマットレスによって支えられているのだということ。もし、このマットレスが少なくなってしまったら、肌は「空気が抜けてしぼんだ風船」のようになってしまうでしょう。あちこちがたるんできたり、しわが寄ってきたりして、見た目の質感が大きく失われていくことになりかねません。

ところが、わたしたちのマットレスは、30代以降、年1％の割合で徐々に減っているのです。何も対策をとっていなければ、5年で5％、10年で10％、20年で20％と減っていくことになります。そうやって歳とともに年々中身が減っていけば、いつの日か「しぼんだ風船」のようになってしまうのは目に見えていますよね。

では、どんな対策をとればいいのか。

そう。日々筋トレを行なっていれば、マットレスが細っていくことはありません。肌や体の質感ある美しさをキープしていくためにも、筋トレに励むべきなのです。

最近は、肌や体の美しさをキープする目的で筋トレを行なう女性もだいぶ増えてきたようです。これも**「中身のマットレスをしっかり維持していかないことには、肌の質感をキープできない」ということに多くの女性が気づき始めた**証なのでしょう。芸能人の中には、50代、60代の年齢なのに、20代、30代のようなルックスを保っている女性もいますが、そういった芸能人はほぼ100%、筋トレを習慣にしています。

ですから、ぜひみなさんもしっかり筋肉というマットレスを維持していくようにしてください。そして、10年経っても20年経っても、衰えることのない「質感のある美しさ」を保っていくようにしましょう。

体の中身がいつの間にか「筋肉」から「脂肪」に入れ替わってしまう!?「サルコペニア肥満」の恐怖!

女性にとって筋肉は「美しさをつくる土台」であると同時に「健康をキープする土台」でもあります。体の中身にしっかりと筋肉が詰まっているかどうかは、美容面だけでなく、健康面にもたいへん大きな影響をもたらすことになるのです。

それが象徴的に現われるのが**「サルコペニア肥満」**です。

サルコペニア肥満とは、中高年以降、運動不足の生活を続けていたために、体の筋肉量が減り、減った筋肉と入れ替わるようにして体脂肪が増加してくる現象です。

言わば、自分の**体の中身が、いつの間にか筋肉中心から脂肪中心に入れ替わってしまう**ようなもの。このため、体重や外見にはあまり変化が見られないことが多く、自分でも気づかないうちに「筋肉減少&脂肪蓄積」が進んでしまうケースが少なくありません。このサルコペニア肥満は女性に多い傾向があるのですが、そのなかには、無茶なダイエットを行なって筋肉量を大幅に減らしてしまい、それを機にいつの間にかサルコペニア肥満を進行させてしまったというケースも目立ちます。

ただ、気づかないまま進ませてしまうと、いずれたいへんな事態に陥る恐れがあります。

それというのも、**サルコペニア肥満を放っていると、高血圧、高脂血症、動脈硬化、心臓病、脳卒中などのメタボ系疾病リスクが大きく高まる**ことが分かっているのです。しかも、女性の場合、もともとの筋肉量が少ないため、気づかないまま大量に筋肉を落としてしまうと、運動機能や生活機能に支障が生じやすくなります。当然、転倒骨折を起こして「寝たきり」や「要介護」になるリスクも高まることでしょう。

このように、サルコペニア肥満に陥って体の中身を筋肉から脂肪へシフトさせてしまうと、たいへん怖ろしい結末へ進んでいってしまう可能性大。女性にとっては、老後の人生を左右する重大問題につながってくると言っていいでしょう。

では、いったいどうすればいいのか。サルコペニア肥満を避けるには、早い段階から筋トレをがんばって、体の中身を「筋肉優勢」にキープしていくしかありません。

みなさん、**女性は「中身」で決まる**のです。

女性にとって筋肉は「美しさをつくる土台」であると同時に、「健康をキープする土台」でもあり、「老後の人生をつくる土台」でもあります。だから、日々トレーニングに励んで「筋肉という中身」をしっかりつけていきましょう。そして、一生涯、ずっと美しく輝いて人生を送っていけるような「土台」を築いていきましょう。

トレーニングをサボっていると、筋肉が「霜降り肉」になってしまう!?

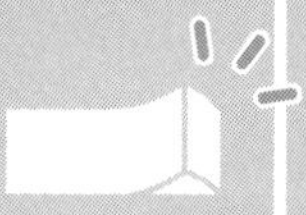

ちょっと怖い話をしましょう。

脅かすわけではありませんが、体脂肪を気にしている方々には、ホラーのように聞こえるかもしれません。

みなさん、運動やトレーニングをサボっていると、加齢とともに筋肉が落ちていってしまうことはご存じですよね。中年以降、何もしないでいれば、年に約1％のペースで筋肉量が減少してしまいます。

ただ、ここでひとつの疑問が……。「減った筋肉」はその後いったいどうなるのでしょう。筋肉の細胞が自然消滅するのでしょうか。それとも、筋肉の細胞が何か他の物質にでも変化するのでしょうか。

じつは、数年前、この疑問について驚愕《きょうがく》すべき研究レポートが発表されました。な、なんと、**「加齢で消滅した筋細胞は、脂肪細胞に変わっていた」**というのです。

この研究によれば、筋細胞の遺伝子と脂肪細胞の遺伝子は、ある部分が共通の出自になっていて、そのせいで筋細胞が衰えてくると、脂肪細胞に切り替わるメカニズムが働くのだそうです。

なかでも「筋細胞→脂肪細胞」への変化が起きやすいのは「速筋繊維《そっきんせんい》」だとされています。

みなさん、人の筋肉に有酸素系のゆったりした運動が得意な「遅筋《ちきん》」と、瞬発系のスピーディな運動が得意な「速筋」があるのはご存じですよね。わたしたちの筋肉には速筋繊維と遅筋繊維がモザイク状に入り交じっているのですが、日常あまり瞬発系の動きをしていないと、速筋繊維がだんだん細ってきてしまいます。そして、その速筋の筋細胞が脂肪細胞へと変わってしまうわけです。

すると、どういうことが起きるか。筋肉内の**速筋だった部分に脂肪が入り**

込んだような状態になり、まるであちこちに脂肪のサシが入った〝霜降り肉〟のような状態になっていってしまうのです。みなさん、スーパーの精肉コーナーに並ぶ高級牛肉のように、「自分の筋肉が〝霜降り化〟している」のを想像してみてください。きっと、悲鳴レベルの恐怖を感じる方もいるのではないでしょうか。

では、こうしたリスクを回避するにはどうすればいいのか。それには、日々瞬発系の運動をしっかり行なって、速筋繊維が衰えないようにしていくしかありません。すなわち、サボることなく筋トレを行なっていくのが〝霜降り化〟を防ぐいちばんの近道なのです。

速筋繊維はとくに50代、60代以降に細りやすくなるとされます。ぜひみなさん、自分の体を〝霜降り化〟させないためにも、日々トレーニングにいそしむようにしていきましょう。

「抗重力筋」を鍛えて、
気になる「たるみ」を
撃退しよう！

筋肉には、体を動かしたりエネルギーを生み出したりする以外にも重要な役目があります。

それは「重力に逆らって姿勢を保つこと」です。

そして、その役割を果たしているのが**「抗重力筋《こうじゅうりょくきん》」**と呼ばれる筋肉。その名称の通り、地球の重力のプレッシャーに逆らって体を直立させようとしている筋肉群です。抗重力筋には、背中をまっすぐに保っている脊柱起立筋《せきちゅうきりつきん》、体幹を安定させている腹筋や背筋、お尻の大殿筋、太ももの大腿四頭筋などがあります。

ところで——

みなさん、この抗重力筋が弱ってくると、いったいどんな事態が起こると思いますか？

姿勢をまっすぐに保っていた筋肉の力が落ちるわけですから、当然、姿勢が崩れてきます。背中の筋肉が弱ればねこ背が進むようになり、体が全体的に丸まってきます。また、腹筋や背筋が弱ると、腰を支える力が落ちてきて腰痛などに悩まされることも多くなってきます。

しかも、体のさまざまな部分で「たるみ」が目立つようになってくるのです。たとえば、腹筋が弱ればおなかのたるみが目立ってくるし、大殿筋が弱ればお尻がたるんでくる、大腿四頭筋が弱れば太ももにたぷたぷした脂肪がついてくる……。それに、顔やあごのたるみも決して無関係ではありません。つまり、それまでは重力に対抗して何とか「まっすぐ」をキープしていた部分が、**抗重力筋が弱ると、重力に負けてだらんと垂れ下がってくる**ようになるわけです。

みなさん、どう思われますか？　女性であれば、こういった「重力に耐えきれず体各部が勝手に垂れ下がっていく状態」を決して黙って見過ごしているわけにはいきませんよね。

では、いったいどうすればいいのでしょうか。

そう。日々の筋トレで抗重力筋をしっかり鍛えていけばいいのです。背中の筋肉、体幹の筋肉、お尻の筋肉、太ももの筋肉など、**抗重力筋が多い部分を意識してトレーニングしていけば、「重力に逆らって体をまっすぐ持ち上げようとする力」がついてきて、姿勢の崩れやたるみを防いでいくことができるはず**です。ぜひ、だらけて眠りかけている抗重力筋たちに「カツ！」を入れて、しゃきっと目覚めさせるようなつもりでトレーニングをしてみてはいかがでしょう。

さあ、みなさんも抗重力筋を鍛えて「崩れ」や「たるみ」を撃退していくようにしてください。そして、いくつになっても引き締まった美しいシルエットを維持していくようにしましょう。

二の腕、おなか、太もも……。
筋トレなら「気になる部分」を
すっきりさせることも可能！

部分やせ――それは女性にとって究極の願望なのかもしれません。

二の腕の下のだらんと垂れ下がった部分、おなかの下あたりのぽっこりと突き出た部分、お尻や太ももを覆っている無駄にぷよぷよした部分。そういった「やたら目につく部分」の脂肪を集中的に落とすことができたら、どんなに気分がすっきりするだろう――きっと、そう考えている方も多いのではないでしょうか。

一応、先にお断りしておくと、**科学的には「部分やせは不可能」**ということになっています。

そもそも、脂肪組織は全身のあちこちに散らばっているものであり、「よし、この部分の脂肪を落とすぞ！」と一生懸命に汗をかいたとしても、結局は全身の脂肪がまんべんなく少しずつ消費されていくことになります。そういうメカニズムが働くため、特定の部分の脂肪を「狙い撃ち」にして落とすのは不可能だというわけですね。

しかし――

私は、少し違った見解を持っていて、筋トレをしっかり行なえば、「そこだけを引き締めて、部分的にやせて見える感じ」にすることは十分に可能だと考えています。

理由は、その部分だけを集中的に鍛えていると、だんだん筋肉がせり上がってきて、その部分の脂肪が薄く伸ばされていくから。たとえば、二の腕をすっきりさせたい人が、上腕中心の筋トレに取り組んだとしましょう。日々がんばっていれば、上腕二頭筋が少しずつ厚みを増して太くなってきます。すると、筋肉がせり上がるにつれ、そこにあった脂肪が薄く伸ばされて周辺に押し出されていき、結果、二の腕がすっきりと引き締まったように見えてくるのです。

だから、二の腕だけでなく、おなかや足などの**「気になる部分の筋肉」を筋トレで集中的に鍛えていけば、そこだけをシャープに引き締めていくことができる。**正確に言うと、その部分の脂肪が減っているかどうかは別問題で、ちゃんと分析をすれば「やっぱり全身の脂肪がまんべんなく減ってる」ということになるかもしれないのですが、少なくとも「その部分だけをやせて見えるようにする」ことはできるわけですね。

でも、部分やせを望む方々にとっては、脂肪が減ったかどうかに関係なく、その部分がすっきりとシャープに見えるようになれば、それだけで大成功なのではないでしょうか。

つまり、**「科学的には部分やせは不可能」でも、「筋トレ的には部分やせは可能」**なのです。ぜひみなさんも、こうした「筋トレの部分引き締め効果」をうまく利用して、ボディラインキープに役立てていってはいかがでしょう。

「顔の筋肉」についての
素朴なギモン。
小顔にしたり、あごの脂肪を
落としたりすることはできる？

「顔のたるみやあごのたるみは、トレーニングで落とせるのか」――これは、トレーニングにいそしむ女性であれば、一度は頭をよぎったことがあるギモンではないでしょうか。

今回は、そのギモンにお答えしましょう。

まず、先に答えを言ってしまうと、**顔のたるみやあごのたるみも「落とせないことはない」**と思います。

顔にも「顔筋」「表情筋」と呼ばれる多くの筋肉があります。「顔筋トレ」「表情筋トレ」「小顔トレ」「笑顔トレ」といったように、顔の筋肉を動かすトレーニングメソッドもいろいろ出ているようです。そういったメソッドを活用して日々しっかり顔の筋肉を動かしていれば、顔面の血流もよくなりますし、だんだん顔面のさまざまな筋肉が鍛えられて引き締まってくることになります。そうすれば、たるんだ部分がすっきりしてきたりすることも十分にあり得ます。顔全体がすっきりして小顔に見えるようになる場合もあるでしょう。

ただ、**「顔」という限定した部分をトレーニングするだけでは、その効果も限定的になる**と思います。もし、顔をすっきりさせる効果をよりいっそう引き出したいなら、やはり体全体を使った運動を並行して行なって、全身の血流をよくしたり全身の代謝をよくしたりすべきでしょう。

つまり、**「顔だけ」じゃなく「全身も」トレーニングしたほうがいい**ということ。当たり前ですが、「顔」と「体」はつながって互いに影響し合っています。全身の筋トレを行なって汗をかけば、全体のエネルギー消費力が高まって、「顔やせ」にもよい影響がもたらされるのです。

あと、顔にトレーニング効果が現われるまでには、多少時間がかかると覚悟しておいたほうがいいでしょう。みなさんも耳にしたことがあるかもしれませんが、よく「顔の脂肪が落ちるのはいちばん最後だ」って言われますよね。この言葉は、わりと的《まと》を射《い》たところがあって、体の脂肪は肝臓や心臓などに近い部分から使われていき、顔などの体から遠い部分の脂肪は後回しにされる傾向があるのです。だから、腹部や内臓にたっぷり脂肪がたまった方であれば、先に体のほうがやせていき、顔やあごについた脂肪が落ちるのは最後のほうになるわけです。

まあ、でも、「顔の筋トレ」と「全身の運動」を並行してやっていれば、顔に効果が現われるのも早まるかもしれません。それに、たとえ顔に効果が現われるのが最後だとしても、「顔のたるみが落ちるまでがんばるぞ！」という気持ちでいけば、モチベーションが高まって日々のトレーニングにも力が入るというもの。そういう点では、「顔やせ」を目標にしてトレーニングに励むのも十分にアリかもしれませんね。

スラッと伸びた美しい姿勢は、筋トレによってつくられる

若く見えるか、歳をとって見えるか。言うまでもなく、これは女性にとって重大問題ですよね。

ところで、わたしたちは日々多くの他人とすれ違っているわけですが、遠目でパッと見た一瞬、その人が若いか歳をとっているかを識別するいちばんの判断材料になっているのは、どんな要素だと思いますか？

じつは、その人の「姿勢」なのです。

つまり、向こうのほうから背すじがスラッと伸びた人が歩いてくれば、〝あの人は若い〟という判断が瞬間的に下されて、向こうのほうから背中や肩が丸まった人が歩いてきたときは、〝あの人は年寄りだ〟という判断が瞬間的に下されていることになります。このように、**姿勢がいいか姿勢が悪いかは、その人の「見た目年齢」の印象にたいへん大きな影響をもたらしている**わけです。

では、そこで問題です。加齢とともに肩が落ちてきたり、ねこ背になってきたりして、姿勢が悪くなってくるのはなぜなのでしょう？

答えは筋肉量の低下です。もちろん普段の姿勢の悪さも関係はしているのでしょうが、歳を重ねて筋肉量が減るとともに姿勢が崩れてくるというケースが非常に多いのです。

そもそも、わたしたちの背骨は、脊柱起立筋などの筋肉によって支えられています。しかし、**中高年になって筋肉量が落ちてくると、だんだん背骨が重い頭や上体を支えきれなくなって、上体が前方向へ曲がってきてしまう**ようになる。それで、背中や肩が丸まって、「年寄り姿勢」が進行してしまうわけです。

それでは、こうした姿勢の崩れを防ぐには、いったいどうすればいいのか。

そう、日々トレーニングを行ない、筋肉量を落とさないようにするのがもっとも手っ取り早い解決法なのです。

姿勢をよくしていくには、とくに脊柱起立筋、腹筋、背筋、大腰筋などの「体のセンターラインの筋肉」をしっかり鍛えていくことをおすすめします。これらの**センターラインの筋肉に「支える力」がついてくれれば、背すじがピンと伸びた状態になり、しかも、そのきれいなフォルムがあまり崩れなくなってくる**のです。

そういえば、筋トレを習慣にしている有名人は、みんな歳をとってもびっくりするくらい若々しいし、歳をとっても背すじがスラッと伸びていて、立ち姿勢や歩く姿勢が美しいですよね。

ですから、みなさんも「若々しく美しい姿勢」をつくるつもりで筋トレに励んでみてください。きっと、姿勢がよくなれば、周囲からの視線も大きく違ってくるのではないでしょうか。

「やせすぎ」が
命取りになることも……。
体重を落とすことのマイナス面も
ちゃんと頭に入れておこう

世代を問わず、多くの女性にとっては「やせること＝正義」なのだろうと思います。しかし、あえて今回は「やせすぎることの危険性」について述べることにしましょう。

みなさんは、**高齢者は「やせていると死亡リスクが高くなる」**ことをご存じでしょうか。体格指標のＢＭＩ（体重kg÷［身長mの2乗］）は、18・5未満だと「やせ」、16未満だと「重度のやせ」になるのですが、いまの日本では、これに該当するやせすぎ高齢者が非常に増えているのです。しかも、女性の場合、ＢＭＩ16未満になると、ＢＭＩ22の人に比べて死亡リスクが2・6倍に跳ね上がることが分かっているんですね。

高齢者にとって「やせすぎ」は命取りです。やせすぎの高齢者には、加齢とともに食事量が落ちて低栄養状態になっているケースが少なくありません。低栄養になると、人間の体は自らの筋肉を分解してたんぱく質を補おうとするため、筋肉量が大幅に減少してしまいます。さらに、筋肉量が減ると運動機能が低下して外出が減り、家に引きこもっているといっそう足腰が弱っていく……。そして、転倒骨折で入院したり寝たきり状態になったりし、どんどん衰えの悪循環が進んでしまうわけです。

だから、高齢と呼ばれる年齢になったら、むしろやせないように気をつけなくてはなりません。もちろん**ダイエットもNG。「痩身《そうしん》願望」に別れを告げ、日々たっぷり食べて栄養を摂り、低栄養・低体重を防いでいくべき**でしょう。また、万が一にも筋肉を減らしてしまわないよう、筋トレをしっかり行なって筋肉量キープにつとめていくようにしてください。

なお、高齢者ほど神経質にならなくてもいいですが、中年世代や若い世代の方々も、「やせすぎ」に注意する必要があると思います。日本女性は全体にやせすぎだと言われます。「もっとやせてキレイになりたい」というお気持ちは分かりますが、少し「ダイエット願望」「痩身願望」にブレーキをかけるくらいでちょうどいいのではないでしょうか。

ちなみに、近年、若い女性の出産で帝王切開のケースが増えているのですが、その理由が「分娩時に筋肉が少なくて力むことができないから」なのだそう。若い人がそこまで筋肉量を減らしてしまうのには、やはり「過剰な痩身願望」や「無茶なダイエット」が影響していると考えられます。

ですから、わたしたちは、こうしたマイナス面があることを若い人たちにちゃんと伝えなくてはならないのです。みなさんも、娘や孫娘に「ダイエットのやりすぎはいけないよ」「やせすぎて筋肉量を落とすと後々苦労するよ」と話してみてはいかがでしょう。母から娘へ、娘から孫娘へ。**女性の一生をより美しく輝かせていくためにも、「ダイエットの怖さ」「やせすぎの怖さ」を伝えていくことは、女性が代々受け継いでいくべき使命**なのです。

Part 4

心と体の不安を解決する

老いない脳と体をキープして「健幸」を招き寄せる

認知症になりたくないなら、まずは筋肉を動かそう

認知症を防ぐのに筋トレが役立つことを、みなさんはご存じだったでしょうか。〝体の老化を防止するなら分かるけど、いったいどうして筋トレが脳の老化防止につながるの？〟と、不思議に思う人もいらっしゃるかもしれませんね。

でも、脳を老化させないためには、筋肉を動かす習慣がたいへん重要なのです。

当たり前のことですが、脳と体はつながっています。もし、筋肉が落ちて体の活動が衰えてくれば、必然的に脳の活動も衰えてきます。「体は衰えても、脳だけは健康」というわけにはなかなかいきません。骨折などをして寝たきりになると、すぐにボケてしまうお年寄りが多いことからも分かるように、**体の老化と脳の老化は常に連動しているのです**。

それに、近年の研究では、筋肉をさかんに動かして運動をしていると、

「脳の働きを活性化する物質」が分泌されることが分かっています。

これは**BDNF（脳由来神経栄養因子）と呼ばれているたんぱく質で、簡単に言うと、脳細胞の〝肥料〟や〝栄養〟のような役割を果たしている物質**です。すなわち、筋トレをしてさかんに体を動かしていると、この「脳の肥料」「脳の栄養」がたくさん分泌されて、脳がそれをよろこんで活性化するというわけですね。

もう少しくわしく説明すると、BDNFが増えると、神経細胞の働きが活発になり、細胞の新生や再生、シナプスの形成が促進されることが分かっています。また、記憶中枢である海馬が肥大して、記憶力や学習力が高まるという研究も報告されています。

さらに、BDNFには、うつ病を防いだりアルツハイマー型認知症を防いだりする作用があることも明らかにされているのです。これまで、うつ病やアルツハイマー型認知症を予防する手段としては、日々の生活で脳をよく使ったり脳に刺激を与えたりすることばかり注目されてきましたが、じつは運動で筋肉を動かすことも重要だったということ。要は、脳トレだけではなく、筋トレも一緒に行なわなくてはダメというわけですね。

ですからみなさん、将来の脳の老化を防ぐためにも、いまのうちから筋トレに精を出して、「脳の肥料・BDNF」をしっかり分泌させるようにしてください。

わたしたちの**筋肉は、体を支えるだけでなく、脳のことも支えている存在**なのです。日々筋肉を動かしてBDNFを分泌させていれば、脳も若い頃の活発な動きを取り戻すかもしれません。さあ、みなさん、日々トレーニングをがんばって、体を若返らせるだけでなく、脳も若返らせるようにしていきましょう！

頭のもやもやをスッキリ解消！
「筋トレハイ」のすすめ

みなさんは筋トレで汗を流した後、頭のもやもやが晴れて気分がすっきりすることはありませんか？　悩み事や心配事があるときも、体を動かせば気持ちがスカッとするものですよね。これは、いったいどういう作用によるものなのでしょうか。

じつはこれ、運動をしたことによって脳内で**「エンドルフィン」**という物質が分泌されたために起きていることなのです。

エンドルフィンは脳内神経伝達物質のひとつで、分泌されると多幸感や高揚感がもたらされることが分かっています。この効果でもっとも有名なのは「ランナーズハイ」。ジョギングやマラソンで長く走り続けているとだんだん気分がハイになってくるのは、まさにエンドルフィンの作用なのです。また、ウォーキングで長い時間歩いていても、気分が高揚する現象が起こるとされています。

つまり、筋トレをがんばった後にスカッと晴れやかな気分になるのにも、エンドルフィンのこうした効果が働いていると考えられるのです。言わば、「ランナーズハイ」ならぬ「筋トレハイ」のような効果が現われているというわけですね。

なお、エンドルフィンには、一時的に心身の痛みを忘れさせる鎮痛作用があって、苦痛から逃れて幸せな気分になることから「脳内麻薬」といった呼ばれ方をされることもあります。

もっとも、この「エンドルフィンという麻薬」は、たとえ中毒になったとしても、健康に害はありません。むしろ逆で、エンドルフィンのとりこになったほうがいいくらいです。筋トレハイでエンドルフィンの気持ちよさを味わえば、〝もっとこの快感を得たい〟〝もっとこの筋トレを続けたい〟という流れになるでしょうから、よりいっそう筋トレ効果が上がって健康増進につなげていくことができるでしょう。

それに、エンドルフィンの鎮静作用が効いていれば、つらいことや悲しいことがあっても、その〝痛み〟を忘れてすっきりとした気分になることができるはず。また、誰にだって物事がうまくいかないスランプの時期はあるものですが、**ひと汗かいてエンドルフィン効果を引き出せば、スランプで沈んだ気持ちをリセットすることも可能**でしょう。そんなふうに、トレーニングをするごとに日々の頭の中に巣食うもやもやをすっきりさせていれば、心を前向きなよい状態に保っていくことができますよね。

ですから、言葉は悪いですが、エンドルフィンの快感にハマって「筋トレ中毒」になっていくほうが体にも心にもいいのです。ぜひみなさんも、筋トレハイでエンドルフィンの効果を引き出して、体と心をよりよいほうへ向かわせるようにしてはどうでしょうか。

「心のピンチ」は筋トレで乗り越えられる!

心のもやもやは、先行きの見えない状況下でたまりやすくなります。壁にぶつかったときや迷路にハマって行き詰まったとき、〝この先いったいどうなるんだろう〟という気持ちがよぎると、もやもやとした不安やストレスがどっと押し寄せてくるのです。

そんな心のもやもやを晴らすにはどうすればいいのか。私はその**いちばん手っ取り早い手段が「運動」**だと思います。

たとえば、新型コロナウイルスが蔓延して多くの人が「自粛」を強いられていたとき、みなさんはどのようにお過ごしだったでしょうか。あの頃は先行きの見えない状況で家の中にこもっているしかなく、多くの人が不安やストレスを抱えていました。会いたい人にも会えず、行きたい場所にも行けず、もやもやとした鬱憤《うっぷん》をため込んでいた方も多いでしょう。

あの自粛の時期は、とくに高齢の方々にとっては非常に大きなピンチだったと思います。不安やストレスで八方塞がりだっただけでなく、体を動かす機会が減って、たいへん多くの人が筋肉減少・運動機能低下のピンチに追い込まれていました。実際に、「コロナ自粛」を機に、うつ病や認知症になってしまった人や要介護や寝たきりの生活になってしまったりした人は相当な数に上っています。

でも、あのとき、「運動」という対抗手段を持っていた人は、わりとうまくピンチを乗り越えることができたのではないかと思うのです。筋トレであれば家にいてもできます。そして、**筋肉を動かして汗をかけば、心のもやもやをすっきりさせることもできるし、筋肉量の減少を食い止めて運動機能の低下を防ぐこともできる。**たぶん、「筋トレをやっていたおかげで助かった」という高齢者も少なからずいたのではないでしょうか。

誰しもコロナ禍のような事態が来るのはもう二度と御免でしょうが、壁にぶち当たったり迷路に迷い込んだりして、心がピンチになるようなことは、もしかしたらこれから先もあるかもしれません。

筋トレをはじめ、運動は心にとてもよく効くクスリです。ぜひみなさん、**心がピンチに陥りそうなときは、心に「元気のクスリ」をプレゼントするようなつもりで体を動かしてみてください。**

「心身」という言葉がありますが、「心」はうつろいやすく不安定なものである一方、「身(体)」のほうは、ちゃんと管理さえしていれば、状況が変わっても大きくブレることはありません。だから、心が不安定になったりピンチになったりしたときこそ、筋トレをして「体」からのアプローチで「心」を安定させていくといいのです。

それをしっかりと心がけていけば、いまの不安定で先行きの見えない時代も、力強く乗り越えていくことができるのではないでしょうか。

サバンナの狩猟採集民になったつもりで大地を闊歩しよう

ベストセラーとなった『スマホ脳』（新潮新書）や『運動脳』（サンマーク出版）の著者・アンデシュ・ハンセン氏は、その著書の中で、人間の脳と身体は、サバンナで狩猟採集生活をしていた1万2000年前の頃からほとんど変わっていないと述べています。

スマホひとつで何でも動かせる時代になっても、AIが何でもやってくれる時代になっても、脳や身体のベースの機能は、獲物を追って大地を駆け回っていた頃から進化していない。テクノロジーが進んで環境が大きく変化したものの、人間の基本的性能は変わっていないというわけです。

では、狩猟採集時代と現代とを比べていちばん変わったことは何か。それは**「体を動かさなくてもよくなったこと」**でしょう。

昔は、体を動かさなければ食糧を手に入れることもできませんでした。気の遠くなるような距離を歩いたり、勢いよく走りつつ槍を投げたり、重い獲物を運んだりする力がなければ生き延びていくのは不可能。当時は「動くこと」が、「食べること」「生きること」に直結していたわけです。逆に言えば、「動けなくなること」は、「食べられなくなること」、すなわち「死」を意味していました。

ところがいまは、体をまったく動かさずとも、指先のクリックひとつでご馳走が手に入る。動かずとも食べられるし、動かずとも生きていけるようになってしまっているのです。そして、体を動かさなくてもいろいろなことができてしまうようになったおかげで、わたしたちは「筋肉量を落としやすい状況」「運動機能を低下させやすい状況」に直面することになりました。もし、動かなくていい環境にあぐらをかいて何もしないでいれば、筋肉量はみるみる落ち、身体機能もどんどん衰えて、いずれ移動能力などに支障をきたすようになってしまうでしょう。

ですから、現代に生きるわたしたちは、意識して体を動かさなくてはなりません。**体を動かさなくても済んでしまう時代に生きているからこそ、自分から進んで運動するようにしていかなくてはならない**のです。

そこでひとつみなさんに提案ですが、**サバンナの狩猟採集民になったようなつもりで街を闊歩したり、獲物を狩りにいくようなつもりで遠いスーパーへ食糧を求めにいったりしてはどうでしょう。**人間の脳や身体が1万2000年前から変わっていないのであれば、体を動かすことによって「食べものにありつくよろこび」や「生きることのよろこび」がよみがえってくるかもしれません。

まあ、別に便利になった世の中を否定するわけではないのですが、そういうふうに日々「動くことでよろこびが感じられる生活」こそ、わたしたち人間の本来あるべき姿なのかもしれませんね。

#「500円玉貯金」感覚の筋トレが寝たきり防止につながる

みなさんは「500円玉貯金」をご存じですか？

〝このキャッシュレスの時代に古いよ〟と笑われてしまうかもしれませんが、貯金箱に500円玉を1枚1枚入れてコツコツと貯めていく習慣です。500円玉は大きいので、何枚もあると財布の中でけっこうかさばります。そんな500円玉を日々チャリンと貯金箱に入れていくと、ある程度月日が経ってから開けたときに、〝わあ！　○○万円も貯まっている！〟ということになるわけです。意外な額が貯まっていると、ちょっとした臨時収入のようでうれしくなりますよね。

何でこんなことを言いだしたのかというと、筋トレを続けていくのにも、こういう要領が大事だと思うからです。

つまり、**1日1日のトレーニングは少なくても構わないから、日々コツコツと積み重ねていくことが重要**なんだということ。たとえ、1日に最低限の量の筋トレしかやっていなくても、それを長期間継続して行なっていけば、〝わあ！　いつの間にか「うれしい効果」がこんなにたくさん貯まっている！〟ということになるわけですね。

その「うれしい効果」は、ダイエットの成功かもしれませんし、健康診断のメタボ系数値の改善かもしれません。ただ、こういった日々の積み重ねによって得られるいちばんありがたい効果は「寝たきり予防効果」なのではないでしょうか。

人が寝たきりになる最大の理由は、筋肉量の減少です。わたしたちの筋肉量は、中年以降、1年に約1％の割合で減っています。日々体を動かしていないと歳を重ねるとともに少しずつ筋肉量を減らしてしまい、長い年月が経つうちにいつの間にか歩いたり立ったりできないほどに足腰が弱ってしまうわけです。

だけどみなさん、〝**いつの間にかこんなに貯まっている！**〟という（筋肉の）**貯蓄があれば、〝いつの間にかこんなに弱ってしまった〟という事態になるのを防ぐことができる**のです。つまり、「500円玉貯金」のように、少量でも日々コツコツとトレーニングを続けていく習慣が、将来、寝たきりにならないための最適な予防策となるわけですね。

筋トレでいちばん大切にすべきは「継続性」です。継続効果を高めるには、負荷が高くてつらいトレーニングを短期集中的に行なうよりも、負荷が軽めのトレーニングを細く長く続けていくほうがずっといい。それこそ「1日500円分」くらいの軽い感覚でトレーニングに臨むのがいちばん継続性を高められるのです。

だからみなさんも日々「500円玉〝貯筋〟」に励むようにしてみてください。

そして、堅実な歩みを重ねて、自分の未来をよくしていきましょう。

筋トレした後の「ラッキーほかほかタイム」を大切にしよう

今回は「筋トレをした後」の話をしましょう。

みっちり体を動かしてトレーニングをした後って、汗が噴き出て、体が熱くほてった状態がしばらく続きますよね。みなさんも運動後数十分、体がほかほかしているのを経験しているはずです。

じつは、このトレーニング後の**「ほかほかタイム」**がけっこう大切なのです。この時間帯を有効に使えば、**脂肪燃焼などの運動効果をより引き上げることができます**。日々筋トレに励んでいる方なら、この「ほかほかタイム」をうまく使うか使わないかで、かなり大きな差がつくことにもなるのではないでしょうか。

だって、考えてみてください。

筋肉をさかんに動かして運動をすれば、体に熱が生まれ、体内のカロリーが消費されます。専門的に言うとATPサイクルが回って、代謝が上がり、体内の糖や脂肪などが次々に消費されていく状態に突入するわけです。30分もトレーニングで汗をかけば、もう完全にホットな脂肪燃焼タイムに入っているとみて間違いありません。

ただ、そこの時点で「トレーニング終了」になったとしましょう。その終了の笛を合図にして、体内部のホットな状況が平常モードへ急降下してしまうわけではありませんよね。しばらくの間はホットな状態が続き、脂肪燃焼効果の高い状態が継続するわけです。

つまりこれは、運動をしていなくても、体内で脂肪が燃えやすい状態が続くということ。言わば、**「体を動かさなくても勝手に脂肪が燃えてくれる」という「非常にラッキーな時間帯」が続く**わけです。名づけるなら「ラッキーほかほかタイム」。この時間帯に軽く体を動かせば、その脂肪燃焼効果をより高めることも可能でしょう。

ですから、この「ラッキーほかほかタイム」を活用しない手はありません。

トレーニング終了後、すぐにクールダウンしてしまうのはもったいない。たとえば、トレーニング終了後、体がほかほかしているうちに10分くらい誰かとおしゃべりをするとしたら、軽く体操しながらおしゃべりをするとか、あるいは、トレーニング終了後、体がほかほかしているうちに外に出て、整理体操のつもりで軽くウォーキングをするとか――そんな工夫をしてみてはいかがでしょう。

そうすれば、トレーニングの効果をよりいっそう引き上げられるはず。ぜひみなさんも、この「ラッキーほかほかタイム」の過ごし方を工夫してみてください。些細なことですが、日々積み重なればけっこう大きなプラス効果につながっていくでしょう。こういう「ちょっとした健康習慣の強み」は、継続するとともに大きな力になっていくものなのです。

「自分ほめ」で筋トレの成果は断然上がる

何事もそうだと思いますが、日々何かをがんばり続けるには数字で表わすことのできる成果が必要です。

「テストの成績が10点上がった！」「マラソンのタイムが1分速くなった！」といったように、がんばった成果が記録されれば、よりいっそうモチベーションが上がるものです。

これは筋トレも同じです。

筋トレの場合、「がんばった成果」は体組成計の筋肉量の数字に表わされます。みなさん、当然、体組成計はお持ちですよね。筋肉をつけることで健康と美容をキープしていきたいなら、体重、筋肉量、ＢＭＩなどが表示される体組成計は必携アイテム。定期的に筋肉量を測ってチェックする習慣が欠かせません。

筋肉量は体重と違って大きく上がったり下がったりはしないのですが、

日々トレーニングを積んでいれば確実にキープできます。筋肉量は何もせずに放っていると、いつの間にかじわじわと減ってしまうものなので、キープできているだけでもすごいこと。もし1〜2％でも筋肉量がアップできたなら、ものすごい成果の表われだと言っていいでしょう。「筋肉量が上がった！」のは、「テストで100点をとった！」のと同じくらい誇らしいことだとみなしていいと思います。

そして、日々のトレーニングで筋肉量キープ、筋肉量アップという成果が現われたなら、自分で自分のことをほめてあげてください。ぜひ、「よくがんばった」「ちゃんとやれば、結果が出るんだよ」といったように〝自分ほめ〟をすることをおすすめします。

また、〝自分ほめ〟をする際は、心の中でほめるのではなく、実際に口に出してほめてあげるといいでしょう。**口に出してほめると、脳が〝その気〟**

になり、脳からドーパミンという「やる気物質」が出て、モチベーションがググッと上がります。すると、そのやる気がさらなるがんばりを生み、さらなるトレーニング成果を生むことにつながっていくのです。

それと、自分のトレーニング成果を他人に話して、一緒に盛り上がっていくのもおすすめです。できれば、一緒に筋トレをしている仲間やいつもトレーニングを見守ってくれている家族のように、自分のがんばりを認めてほめてくれるような人に話すのがベスト。他人からほめられれば、さらにドーパミンが分泌され、トレーニングをよりいっそうがんばろうという気になっていくはずです。

さあ、みなさんも、自分をほめ、他人をほめ、他人からほめられて、**やる気とがんばりの好循環サイクル**を回しながら、トレーニングの成果を上げていくようにしましょう。

知ってましたか？
「運動」のように
素晴らしい万能薬は
どこを探してもないのです

読者のみなさんはとっくにご存じと思いますが、運動には数多くの健康効果があります。

運動をすれば、血流もよくなるし、体力もつくし、脂肪も減らせるし、心肺機能も上がる。そのうえ、ストレスや不安を減らして脳や心に好影響をもたらすこともできる……。他にもたくさんの効果が期待でき、もし同じ効果を薬物療法で上げようと思ったら、怖ろしい量の薬を体内に投与しなくてはならなくなるでしょう。

つまり、**運動はものすごくたくさんの効果を一気に生み出してくれる「万能薬」**のようなものなのです。これ以上、広範囲に著効をもたらす薬は、どこを探したってありません。

それに、この運動という万能薬は、さまざまな病気や健康不安を改善するのにも素晴らしい効果を発揮します。

だって、考えてみてください。通常、血圧が高い人は降圧剤を飲むし、血糖値が高い人は血糖を下げる薬を飲んでいます。コレステロール値が高い人はコレステロールを下げるための薬を飲んでいるものですよね。でも、運動をしっかり行なえば、それだけで血圧にも、血糖値にも、コレステロール値にも、かなりの改善効果をもたらすことができるのです。健康診断のメタボ系の数値が軒並み改善するのは間違いなし。さまざまな健康不安を一挙に解決してくれる万能薬をろくに使わずにいるというのは、大きなソンというものでしょう。

しかも、この**運動という万能薬には副作用がありません**。普通、薬には必ず何かしらの副作用があるものですが、運動によって現われるのはせいぜい筋肉痛くらい。運動は、たくさんやってもほとんど心配の要らないとても安全な薬なのです。

なお、運動の中でも「筋トレ」という薬には、「代謝を動かせる」というとびきり優れた効果があります。トレーニングによって筋肉量が増えると、基礎代謝が上がり、体内でエネルギーを生産する力が効率よく引き上げられるようになります。そして、代謝がアップすれば、体力もついて、疲れにくくもなり、やせやすくもなる。このように**「体全体を根本から底上げするような力」をもたらしてくれるのは、筋トレという薬以外にはありません。**これは万能薬の多くの作用のうちでも、とくに驚嘆すべき力だと言っていいでしょう。

さて、みなさんはこういった万能薬の素晴らしい効果をどれだけ活用できているでしょうか。「まだまだだな」と思った方は、よりいっそうトレーニングに励んでください。そして、万能薬の力を借りて、よりハイレベルな健康体をつくり上げていきましょう。

運動は「運」を動かして、健幸を招く

みなさんは筋トレなどの運動を行なうようになってから、自分の運が開けてきたように感じたことはないでしょうか？

だって、ほら、**「運動」って、「運」を「動かす」**って書きますよね。運動には、体や筋肉を動かすだけでなく、運を動かして生活や人生を好転させるような効果も期待できるのではないでしょうか。

「単なるこじつけじゃないか」と思う方もいるかもしれませんが、私は運動習慣を身につけたことによって自分の人生をよい方向へ切り開いていった人を大勢知っています。

きっと、心身ともに前向きになるのがいいのかもしれません。これまで述べてきたように、運動は体を鍛えるだけでなく、脳や心にも好影響をもたらします。運動をして筋肉を動かすと、脳にさまざまなホルモンが分泌され、爽快な気分になったり物事への意欲が湧いてきたりするようになるのです。

体のフットワークも軽くなるため、新しいことにチャレンジしたり、やったことのない仕事に積極的に取り組んだりするようにもなるでしょう。おそらくそれで、日々を生きる中で自然に前向きな行動がとれるようになっていくのだと思います。

それに、普段から運動をしていると、一緒にトレーニングをする仲間たちとよくコミュニケーションをとるようになっていきます。トレーニングのモチベーションを高めるためにも仲間から受ける刺激は大切です。また、思いがけない出会いがあったり、会話の中から大切な気づきが得られたりすることも多く、そういう「人とのつながり」によって運がいい方向に動かされていくケースも少なくないと思います。

さらに、何と言っても、運動を習慣にしていれば、病気のリスクを減らして健康のレベルを高めていくことができます。そしてそれは、将来の寝たきりや要介護のリスクを減らし、老後の人生を元気で活動的に送っていける可能性を高めることにつながっていくわけです。つまり、運動をすることによって、健康で幸せな日々が送れるようになっていく可能性が大きく広がるわけですね。

私は、人生において健康で幸せな日々が送れるようになることを「健幸」と呼んでいます。そして、**日々運動をしていれば、おのずと運が開けて、「健やかなる幸せ＝健幸」がもたらされると確信しています。**ですから、ぜひみなさんも1日1日「運」を動かして、自分のもとに「健幸」を招き寄せていくようにしてください。

おそらく、運動には「運」だけでなく、「人の人生を動かす力」もあるのです。さあ、その力を引き出して、これから先の自分の人生をよりよい方向へ動かしていくようにしましょう。

Part 5

継続できる！　トレーニング効果が上がる！

筋肉の「若返り力」を最大限に引き出す6つのメニュー

最小限の努力で
最大限の効果を引き出して、
筋トレを長く続けていこう

筋トレは続けなければ意味がありません。2週間筋トレをがんばったとしても、次の2週間さぼってしまえば、体はほぼ元の状態に戻ってしまいます。そうしたら、せっかくのがんばりも水の泡です。

長く継続するカギはトレーニング量の設定にあります。最初からハードルを高くしてしまうと長続きしませんし、かといってハードルを下げすぎてしまうと、負荷が軽すぎて効果を上げられなくなってしまいます。だから、**「効果を上げられる最低限のトレーニング量」**に設定するのがいちばんいいのです。つまり、「1日にやるのは必要最低限のラインでいいから、長く続けて最大限の効果を引き出しましょう」というわけですね。

では、具体的にどの程度の筋トレを行なえばいいのか。みなさんに「最低限これだけはやってほしい」と考案したメニュー・プランは次の通りです。

メニュー1　座りながらひざ伸ばし
メニュー2　座りながら太もも上げ
メニュー3　足の前後運動
メニュー4　足の左右運動
メニュー5　しこ踏みスクワット
メニュー6　薪《まき》割りスクワット

これら6つのメニューは、もちろん1日で全部やる必要はありません。ただ、6つの種目のうち、1日に2～3種目は行なうようにしてください。2～3種目は一度にやってもばらばらにやってもOK。一度にやったとしても、2種目なら5分程度、3種目やったとしても10分もあればできるはずです。また、これらの筋トレは「週3～5回」行なうのを基本にしてください。

週3回で1日置きにやるのでもいいですし、週5回ならウィークデーは毎日やって土日を休みにするのもいいでしょう。

とにかく、この**「1日2〜3種目、週3〜5回」**が効果を上げられる最低限ライン。これをコンスタントに続けてこそ、本書で紹介してきた数々の筋トレの効果がゲットできると思ってください。

なお、もしひとりで続けていくのが不安なら、専門のトレーナーのいる運動施設やジムに通ってトレーニングをするのでもOKです。そうすれば、安全に運動できて効果も出やすくなりますし、一緒に汗を流す仲間もいるのでモチベーションが保たれやすく、長く継続していきやすくなるでしょう。

さあみなさん、1日1日コツコツと続けて大きな健康効果を引き出していきましょう。そして、この先の人生でかけがえのない「健幸」を手に入れるようにしていきましょう。

メニュー 1

座りながらひざ伸ばし

「座りながらひざ伸ばし」は、太ももの前側の筋肉を鍛えるメニューです。

やり方はいたって簡単。まず、イスに浅く腰かけて、背すじを伸ばし、両手はイスの座面をつかみます。

次に、片方のひざを伸ばしてゆっくりと足を上げていきます。水平にピンと伸びる位置に来たら、足をゆっくり元の位置に戻してください。この動作を左右とも繰り返し行なうのです。

注意点は、イスの背にもたれかからずに行なうこと。もたれかかっていると太ももの前側の筋肉にうまく力が入りません。また、ひざをピンと伸ばした際に、つま先を顔の方向に向けることを心がけてください。それと、ひざの曲げ伸ばしはゆっくりと行なうのがコツ。**スローモーションでゆっくりキックをしているようなつもりで足を上げ下げする**といいでしょう。

このメニューは足を上げ下げしているだけで、一見楽勝のトレーニングに見えるかもしれません。しかし、実際にやってみると、わりと労力が必要なことが分かるはず。きっと、繰り返しやっているとすぐに太ももの前側が疲れてくることでしょう。ぜひ、そこでへこたれずに足を上げ続けていくようにしてください。

なお、このトレーニングはイスさえあればいつでもどこでもできます。公園のベンチで行なったり、出張先や旅行先で行なったりすることも可能なので、日々の生活に取り入れて小まめに行なうようにするといいでしょう。

メニュー 1

座りながら
ひざ伸ばし

1

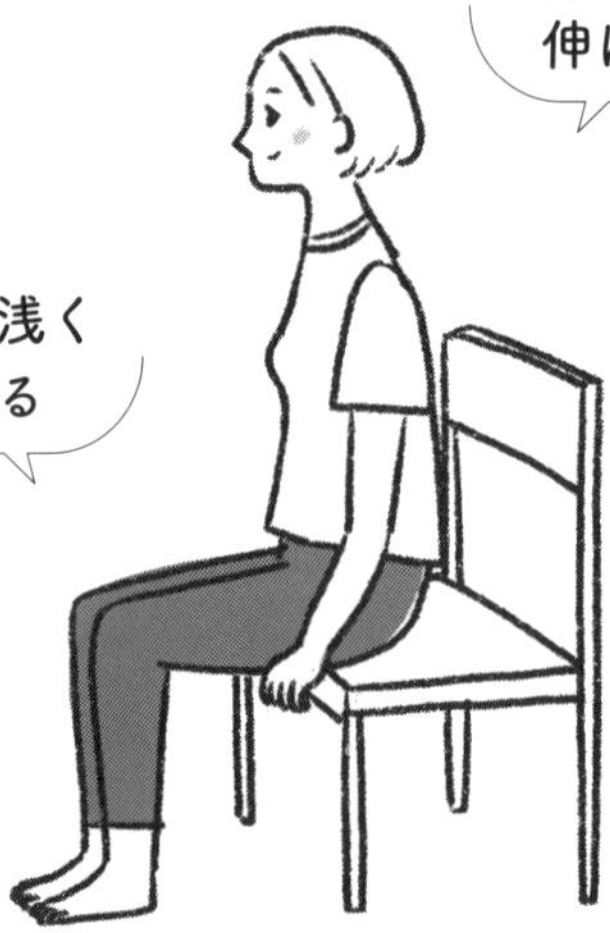

初級レベル 1セット（左右10回ずつ）

上級レベル 2～3セット

2

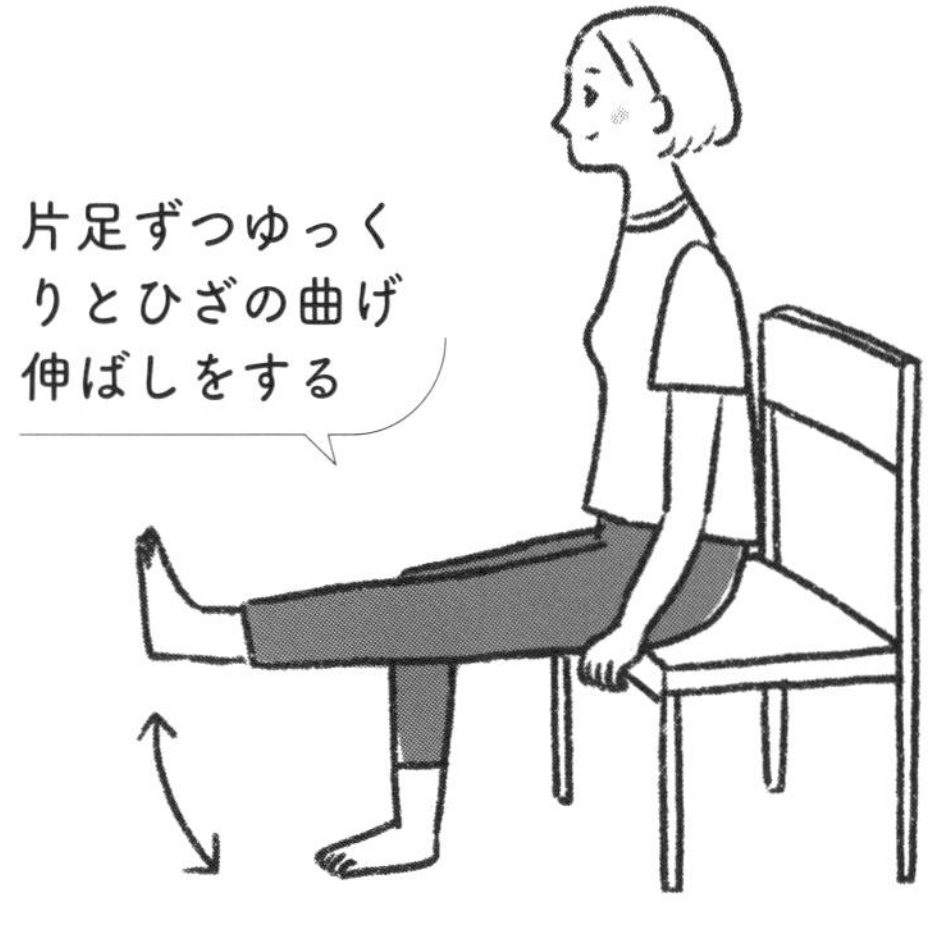
片足ずつゆっくりとひざの曲げ伸ばしをする

メニュー2

座りながら太もも上げ

メニュー2は「座りながら太もも上げ」です。このメニューは「腹筋運動」と「もも上げ運動」をミックスして同時に行なえるようにしたもの。腹筋や大腰筋を鍛えることができます。

まず、イスに浅く腰かけて、背すじを伸ばします。両手はイスの座面をつかんでください。

次に、片方の足を引き上げると同時に上体をかがめ、ひざを胸に十分に引きつけます。このとき、勢いよくひざを胸に近づけるのではなく、スローモーションのようにゆっくり足を近づけていくようにしてください。また、**足を胸に引きつける際に、腹筋に力が入るのを意識して行なう**ようにするといいでしょう。

片方の足を5回上げたら、足を替え、反対の足も5回、同じように行ないます。左右5回ずつ行なって1セット終了です。

このもも上げは、大腰筋、腹筋などの体のセンターラインの筋肉を効率よく強化することが可能です。これまでも述べてきたように、大腰筋や腹筋は歩行をはじめとした下半身の動作をスムーズに行なうのに欠かせない働きをしています。とくにこれらのセンターラインの筋肉がついてくれれば、体幹が安定してしっかりと踏ん張れるようになるはず。きっと、ふらついたりバランスを失ったりすることがなくなり、転倒骨折を防ぐのにも効力を発揮することでしょう。

メニュー 2

座りながら
太もも上げ

1

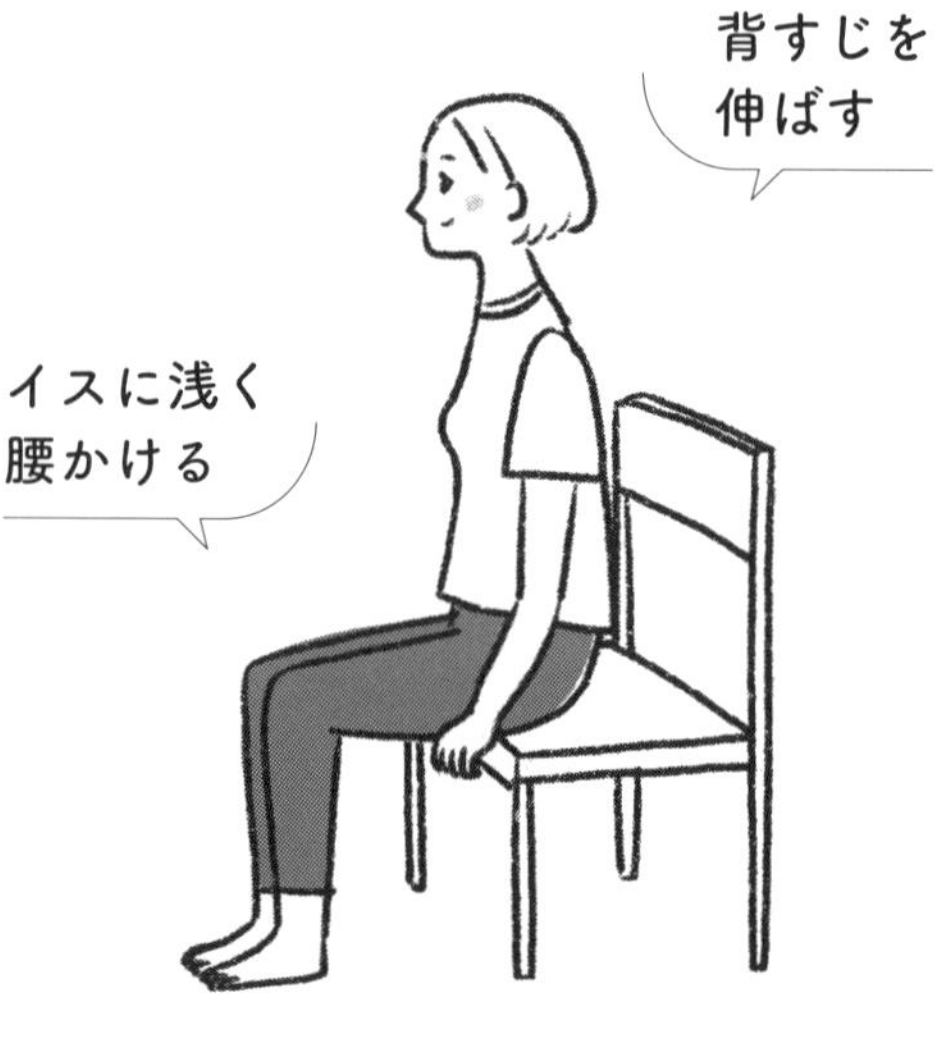

初級レベル 1セット（左右5回ずつ）

上級レベル 2～3セット

2

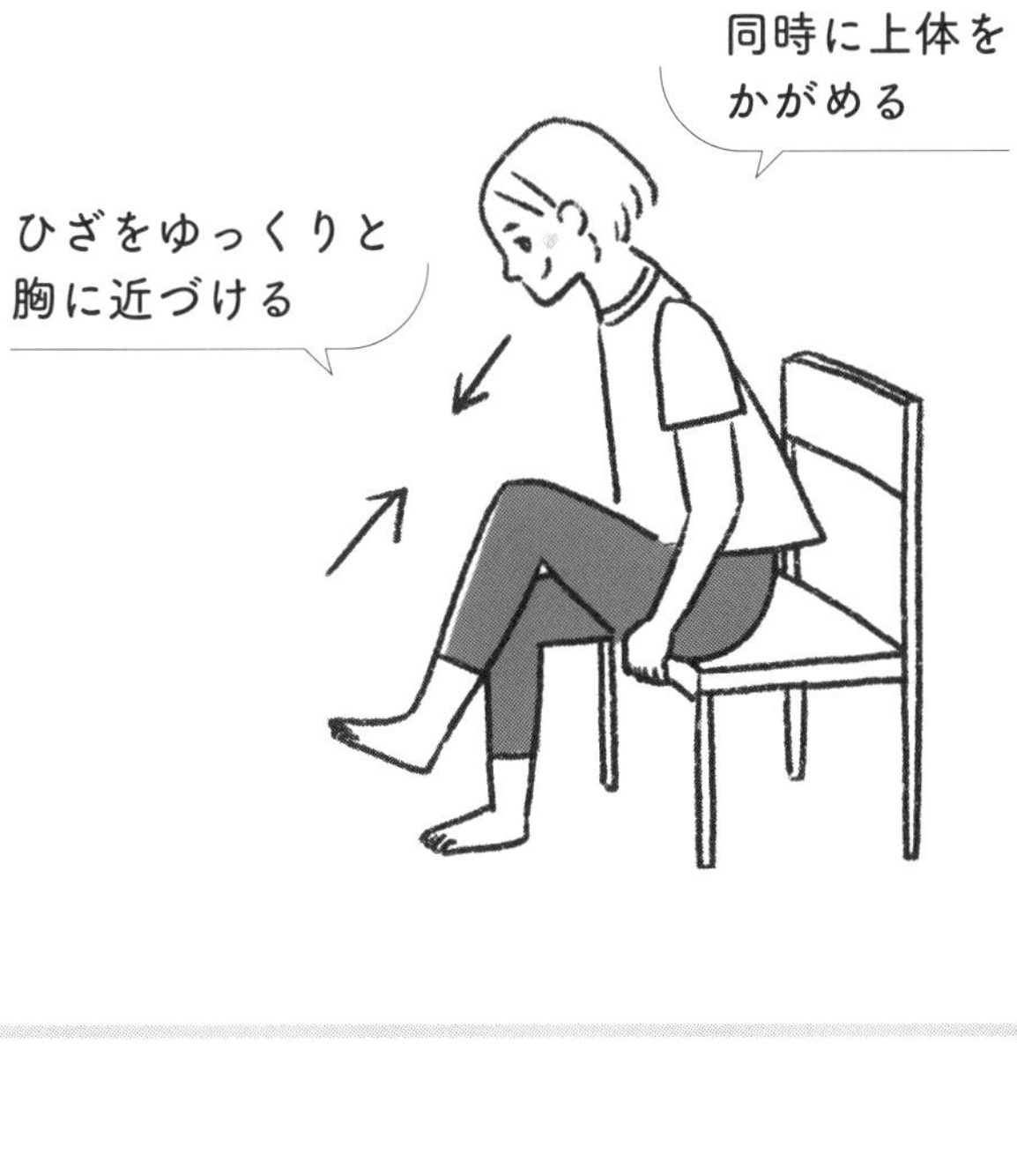
同時に上体を
かがめる
ひざをゆっくりと
胸に近づける

メニュー 3

足の前後運動

「足の前後運動」は「足を前へ大きく上げる／足を後ろへ大きく引く」を繰り返すメニュー。大腰筋、大殿筋、股関節などを鍛えるトレーニングとなります。

このトレーニングは動作が大きいので、転倒しないようイスにつかまりながら行ないます。まず、イスの横にまっすぐ立って、片手でイスの背をつかんでください。

次に、片方の足のひざを曲げて、前へゆっくり大きく引き上げます。そして、これ以上、上がらないところまで来たら、今度はその足を下げて、大きく後ろへ引いていきます。さらに、大きく足を引いて床に着いたときに、ひざを伸ばし、かかとを床につけて、ふくらはぎの後ろやアキレス腱をよく伸ばすようにしてください。

「前へ大きく上げて／後ろへ大きく引いて」の動作を5回行なったら、足を替え、反対側も同様に5回行ないましょう。左右5回ずつ行なって1セット終了です。

なお、このメニューは、**かかとで大きな円を描くようなつもりで、できるだけダイナミックに足を動かすのがコツ**です。また、その際に、股関節が回転するのを意識してみてください。足を前後に動かすのは人間活動の動作の基本。その基本の動きをなまらせることのないように、ぜひ、下半身の筋肉や関節の動きをチェックするような感覚で行なうといいでしょう。

メニュー 3

足の前後運動

1

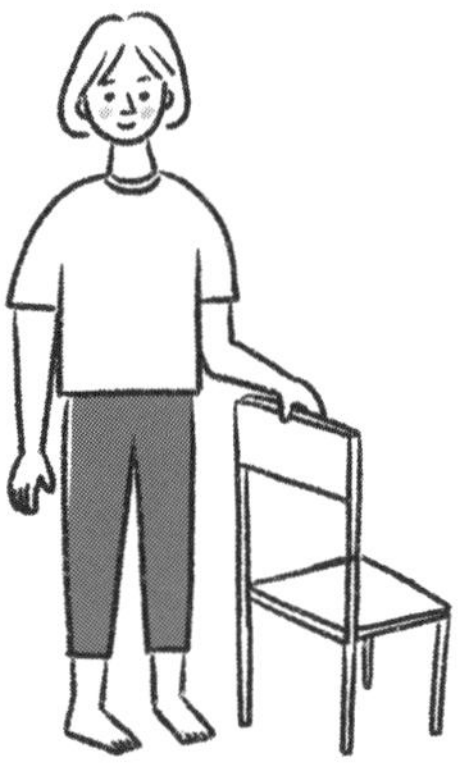

片手でイスの背をつかみ、まっすぐ立つ

2

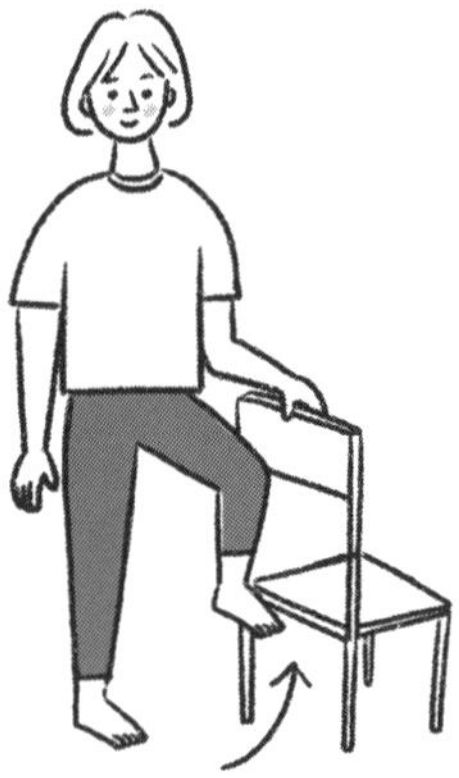

片足のひざを曲げて、前へゆっくりと大きく引き上げる

初級レベル　1セット（左右5回ずつ）

上級レベル　2～3セット

3

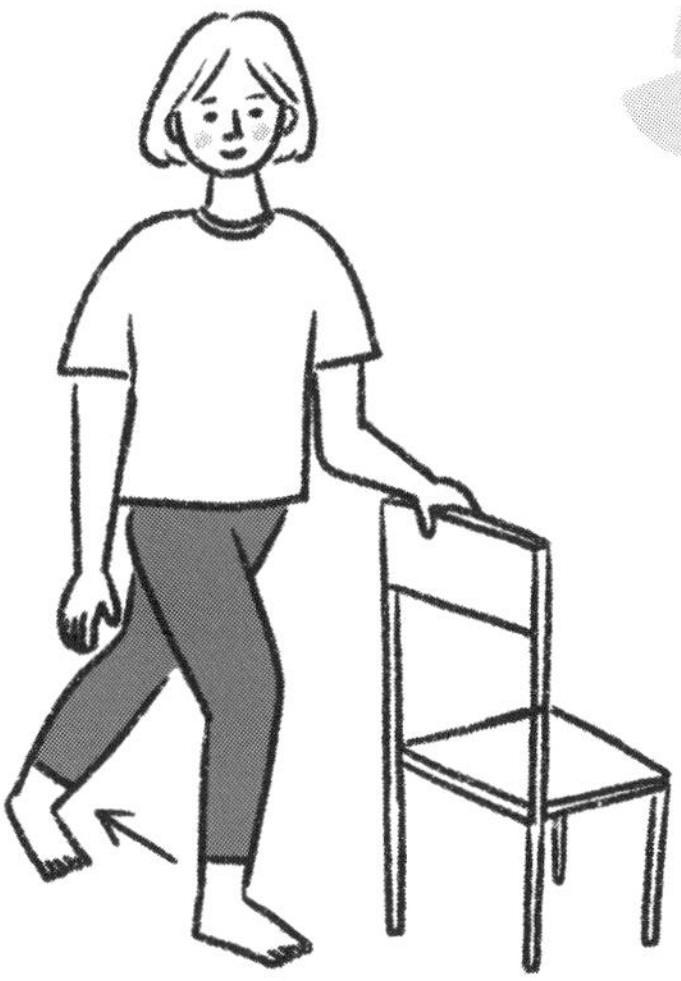

上げた足を後ろへゆっくりと
大きく引き、ひざを伸ばす

メニュー4

足の左右運動

メニュー4は「足の左右運動」です。その名の通り、イスにつかまりながら、片方の足を横へ大きく上げたり下げたりするトレーニング。これを行なうことで、大腰筋、太ももの横側の筋肉、お尻の筋肉、股関節を鍛えることにつながります。

まず、イスの横に背すじを伸ばして立ち、片方の手でイスの背をつかみ、もう片方の手を腰に当ててください。

次に、腰に手を当てた側の足を真横にゆっくりと上げていきます。上がるところまで上げたら、ゆっくりと下げて元の位置に戻してください。これを5回繰り返し、反対側も同じように5回ゆっくり上げ下ろしを行なって1セット終了です。

なお、行なう際は、上体をまっすぐにキープして、〝足の力だけ〟で足を上げ下げするのを意識してみてください。イスはあくまで体を安定させるための「支え」なので、体重をかけてはいけません。また、足を上げる際に、「高く上げる」ことよりも「真横に上げる」ことに対して神経を注ぐようにするといいでしょう。

足を真横に上げる動作は、普段の生活ではほとんど行なわれることがありません。そのため、お尻の横側や太ももの横側など、下半身のサイドラインの筋肉は比較的衰えやすい傾向があるのです。ですから、意識して取り組んで「下半身サイドライン」を強化していくようにしましょう。

メニュー 4

足の左右運動

1

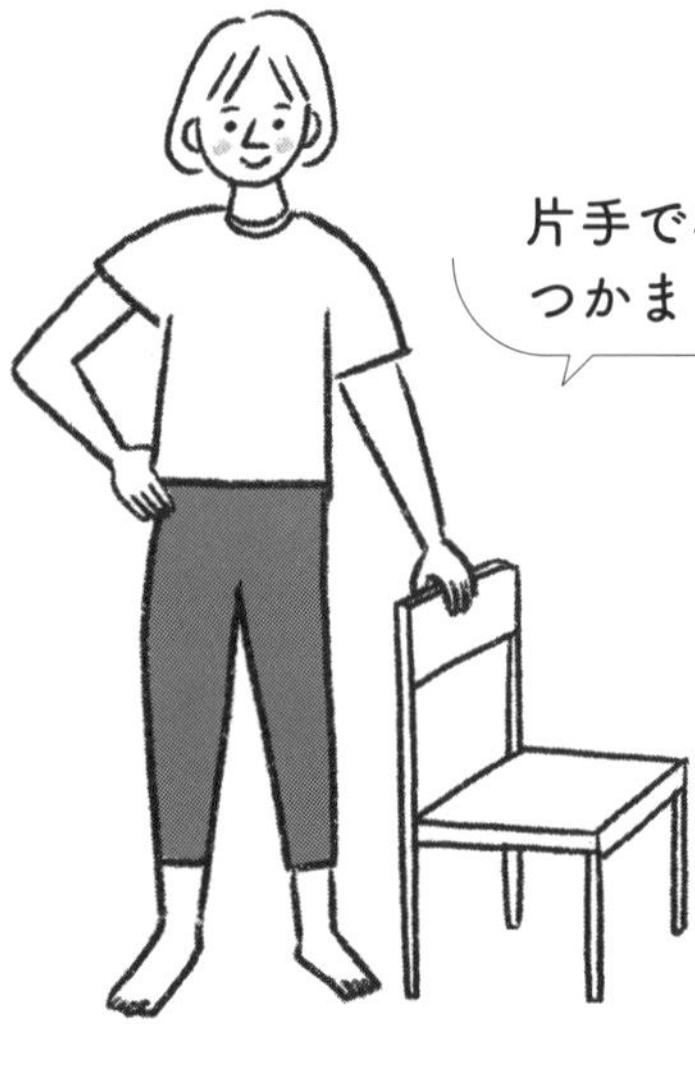

初級レベル　1セット（左右5回ずつ）

上級レベル　2〜3セット

2

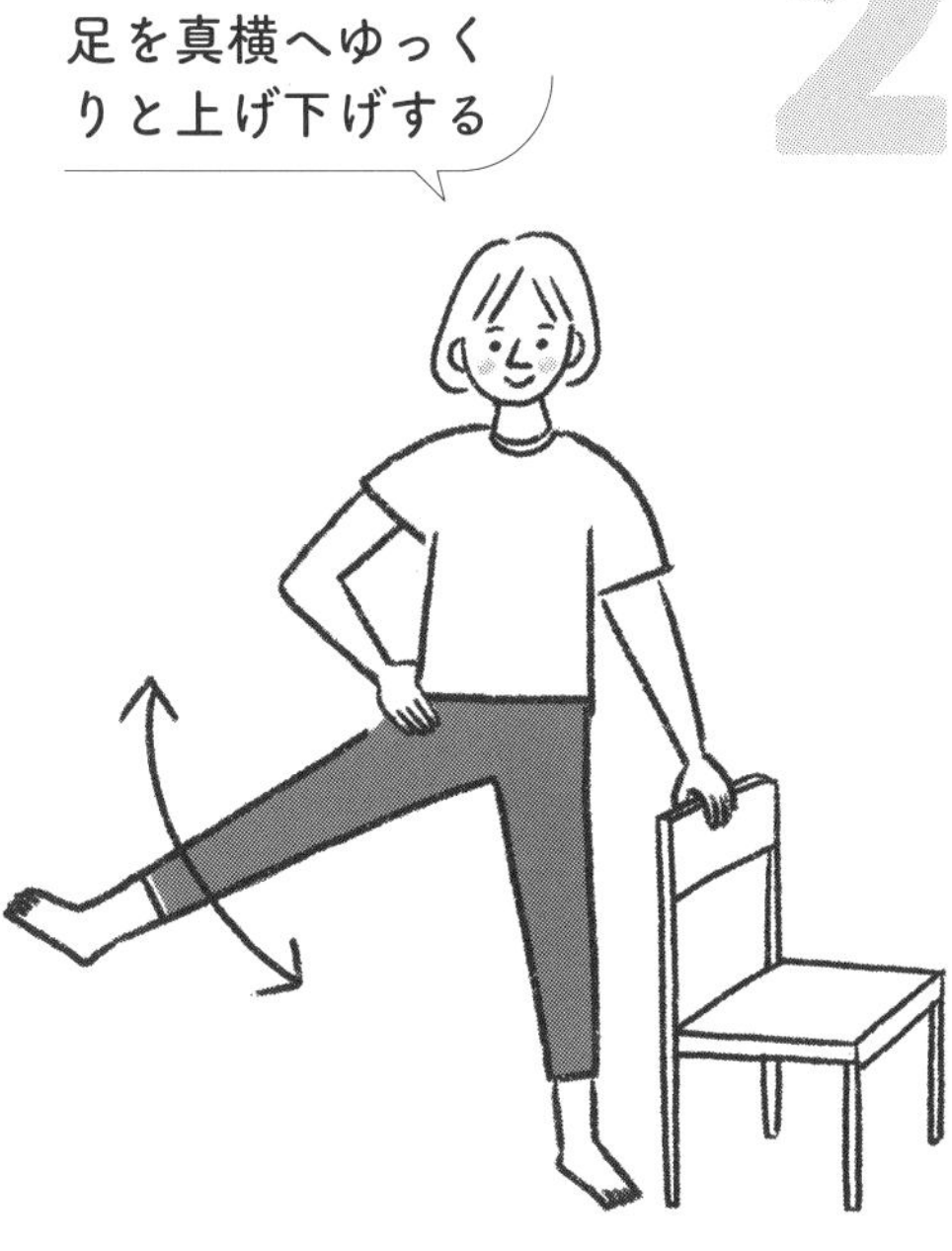

メニュー5

しこ踏みスクワット

「しこ踏みスクワット」は、文字通り「しこ踏み」に「スクワット」の要素をプラスしたトレーニングメニューです。大腰筋、太ももの筋肉、お尻の筋肉、股関節周りの筋肉など、下半身全体を総合的に鍛えることができます。

まず、両足を肩幅より少し広めに開いて立ちます。両つま先は少し外側に開き、両手はひざの上に当ててください。

次に、お相撲さんが「しこ」を踏む要領で、片足をゆっくり大きく上げ、その足を床に下ろします。そして、足を下ろすと同時にゆっくり腰を落とし、ひざの高さまで沈ませてください。その後、ゆっくり元の姿勢に戻り、反対側の足も同様に行ないます。左右5回ずつ、計10回で1セット終了です。

なお、ひざを曲げる際は「ひざ頭をつま先より前に出さない」「ひざとつま先を同じ方向に向ける」の2点に気をつけてください。これを守らないと、ひざ関節を痛めやすくなるので注意しましょう。お尻を少し後ろへ突き出すようなつもりで、背すじを伸ばしながら行なうと、ひざが前に出すぎるのを防げるはずです。また、「しこ」を踏む際は、勢いよくドスンと下ろさなくても構いません。バランスを崩さないよう気をつけながら、ゆっくり上げ下ろしをするようにしてください。

このメニュー、**ヒップアップや下半身引き締めの効果が高く、最近は海外の女性にも大人気**のようです。ぜひみなさんも、日々行なって、丈夫で魅力的な下半身をつくっていくようにしてください。

メニュー 5

しこ踏みスクワット

1

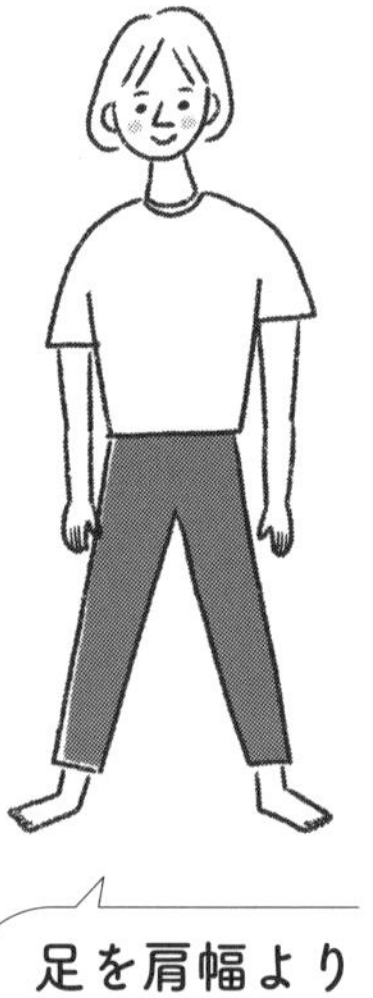

足を肩幅より
少し広めに開
いて立つ

2

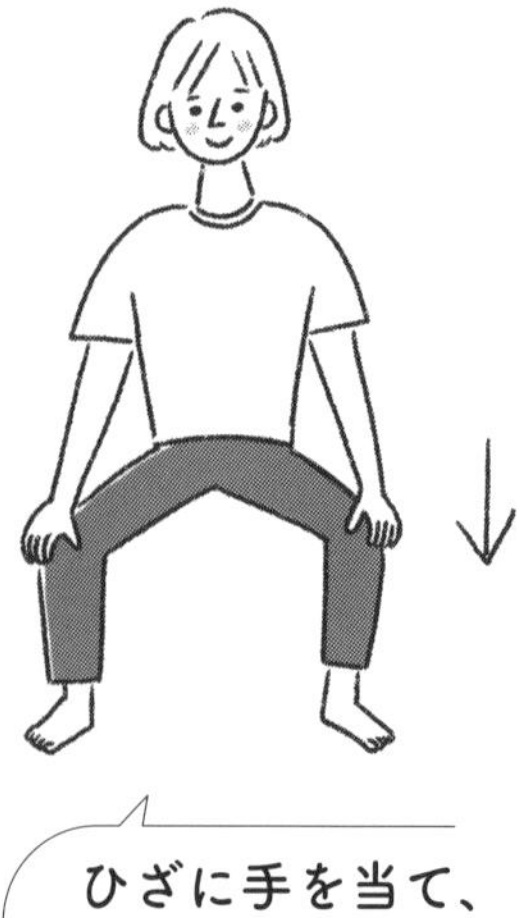

ひざに手を当て、
ゆっくり腰を沈
めていく

初級レベル 1セット（左右5回ずつ）

上級レベル 2～4セット

3

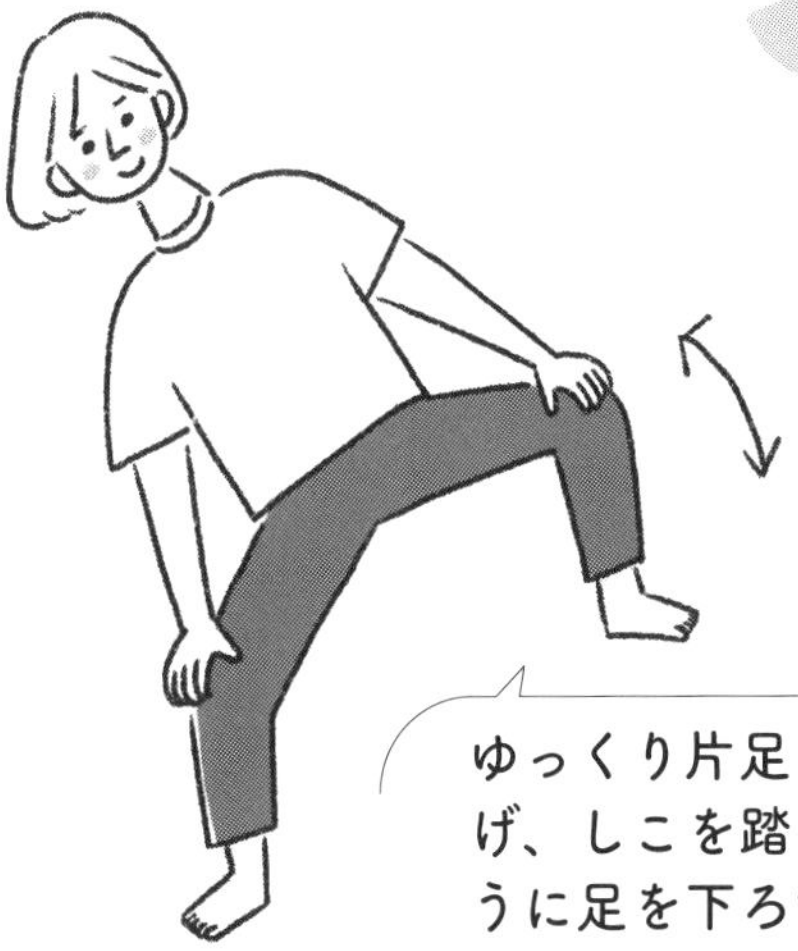

ゆっくり片足を上げ、しこを踏むように足を下ろす

反対の足も同じようにしこを踏む

メニュー6

薪割りスクワット

ラストは「薪割りスクワット」です。これはスクワットで腰を落とした姿勢をキープしながら、両手を前方に振って薪割りの動作をするメニュー。大腰筋、太ももの筋肉、お尻の筋肉など下半身をトータル的に強化できるほか、腕や肩回りの筋肉も鍛えることができます。

まず、両足を肩幅に開いてまっすぐ立ち、両腕を前方へ水平に伸ばして手を組みます。

次に、両腕を伸ばしたまま、ひざを曲げ、息を吐きながらゆっくり腰を落としていきます。そして、ひざの高さまで腰を落としたらそこで姿勢をキープして、目の前にある薪を鉈《なた》で割るようなつもりでゆっくり腕を上げ下げします。腰をしっかり沈ませた状態のまま、5〜10回「薪割り」をしましょう。それが終わったら、ゆっくり元の姿勢に戻ってください。

注意すべき点はメニュー5と同じように、「ひざをつま先より前に出さないこと」と「ひざとつま先を同じ方向に向けること」。背中をまっすぐキープしたまま、お尻を後ろへ突き出すような要領で体を沈めていくと、ひざが前に出すぎることもなく、安定したポーズで行なうことができるはずです。

この**「薪割りスクワット」は全6メニューの中ではもっとも強度が高いトレーニング**です。ただ、強度が高いということは、筋肉をつける効果が高いということでもあります。できるだけ日々のメニューに取り入れて筋肉をつけ、その効力を存分に引き出していくようにしましょう。

メニュー 6

薪割りスクワット

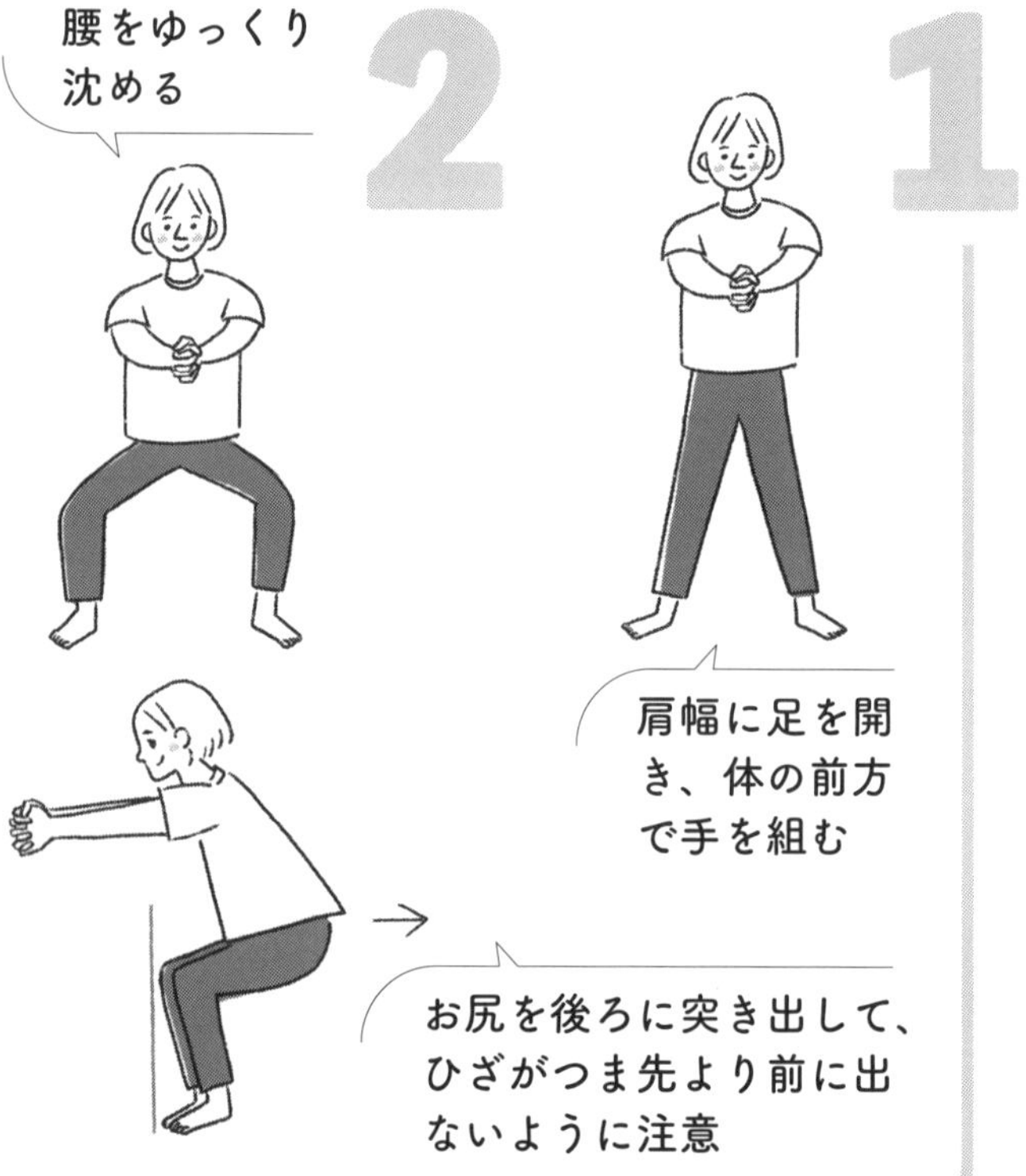
1
肩幅に足を開き、体の前方で手を組む
2
腰をゆっくり沈める
お尻を後ろに突き出して、ひざがつま先より前に出ないように注意

初級レベル 1セット（5回）

上級レベル 2～4セット

3

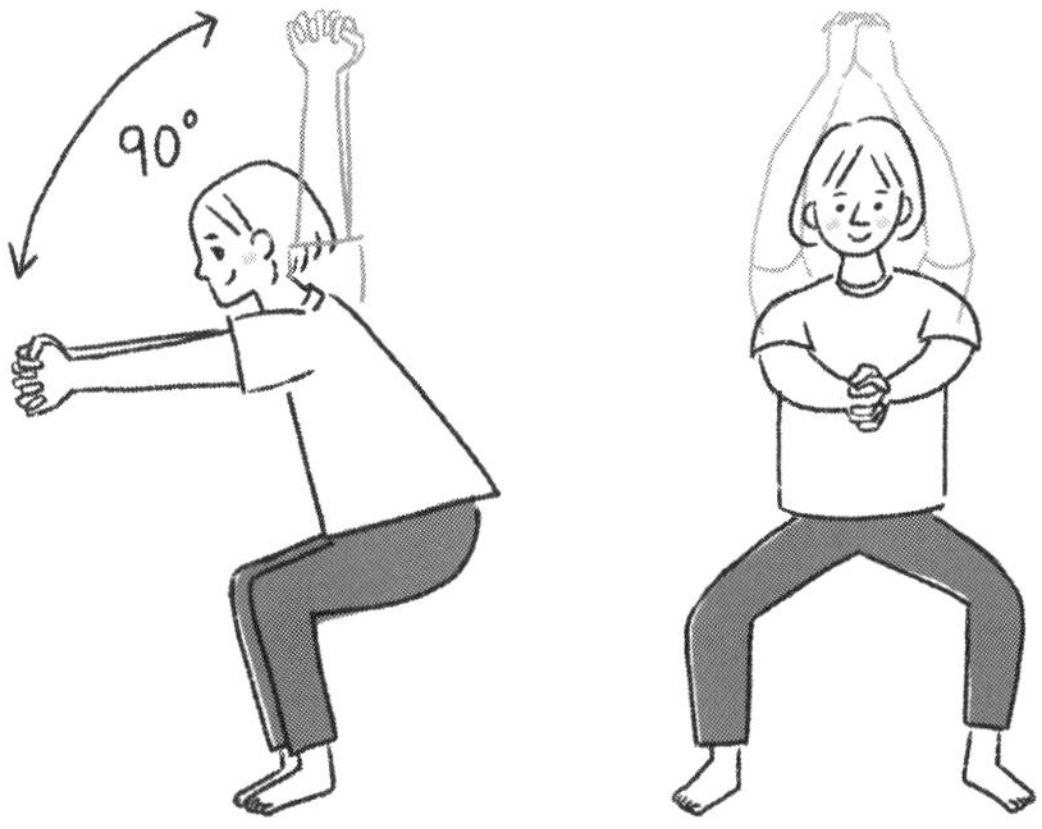

腕は90度
しっかり
振る

腕を5～10回上下
に振り、元の姿勢
に戻る

本書は「女性だけの30分フィットネス　カーブス」の会員向け雑誌「カーブスマガジン」二〇一五年冬号～二〇二三年冬号に連載された「筋トレする人が老けない理由《ワケ》」に加筆・修正をしてまとめたものです。

久野譜也（くの・しんや）

1962年生まれ。筑波大学体育専門学群卒業。同博士課程医学研究科修了。医学博士。その後、東京大学大学院助手を経て、1996年より筑波大学先端学際領域研究センター講師、2011年より現職の筑波大学大学院 人間総合科学研究科教授（2020年より筑波大学 人間総合科学学術院に名称変更）、2002年7月より、健康増進事業を推進する筑波大学発ベンチャー、つくばウエルネスリサーチを設立。主な要職として厚生労働省「介護予防サービス評価研究委員会」「運動所要量・運動指針の策定検討会」、内閣府「新健康フロンティア戦略賢人会議－女性を応援する分科会、働き盛りと高齢者の健康安心分科会」、国土交通省「健康・医療・福祉まちづくり研究会」委員等を歴任。著書に『寝たきり老人になりたくないなら大腰筋を鍛えなさい』（飛鳥新社）、『筋トレをする人が10年後、20年後になっても老けない46の理由』（毎日新聞出版）など多数。

編集協力／高橋 明

カバーデザイン／喜來詩織（entotsu）

イラスト／オガワナホ

本文デザイン＆DTP／南川実鈴

協力／株式会社カーブスジャパン

筋《きん》トレスイッチ
するかしないかが人生《じんせい》の分《わ》かれ道《みち》

2023年12月6日　第1刷発行

著者　久野譜也《くのしんや》

発行者　碇　高明

発行所　株式会社草思社
〒160-0022
東京都新宿区新宿1-10-1
電話　営業　03(4580)7676
　　　編集　03(4580)7680
印刷所　中央精版印刷株式会社
製本所　中央精版印刷株式会社

ISBN978-4-7942-2688-4 Printed in Japan 検印省略

ご意見・ご感想は、
こちらのフォームからお寄せください。
https://bit.ly/sss-kanso